U0350018

老年人科学健身指导丛书

话说老年人科学锻炼与养生

中国老年人体育协会 编

人民体育出版社

《老年人科学健身指导丛书》编委会

主　任：冯建中

副主任：盛志国　张　栋　高　超

成　员：赖万鹏　杨光宇　林淑英
　　　　华洪兴　庄顺福

《话说老年人科学锻炼与养生》编写组

主　编：冯建中

副主编：吴亚初

成　员：冯美云　石爱桥　李相如
　　　　黄　滨　徐　明　汤立许

序

　　我国的特色社会主义建设进入了一个崭新的时代。与此相关的一个社会问题也出现了，我国步入了老龄化社会，而且人口老龄化进程不断加快。全国65岁及以上老年人占总人口比从1982年的4.9%，上升到2001年的7.1%，2016年达10.8%。另外，我国慢性病患者年轻化趋势明显。在慢性病方面的挑战前所未有：在每年1030万死亡病例中慢性非传染性疾病占比超过80%。慢性病患病率上升的同时，其知晓率、治疗率、控制率却严重不足。例如，2012年高血压的知晓率、治疗率和控制率分别是46.5%、41.1%、13.8%，成年人糖尿病的各项占比分别为36.1%、33.4%、30.6%。农村地区慢病的知晓率、治疗率和控制率更低。相当规模的人群缺乏自我健康管理的意识和能力，忽视了健康及其投入。

　　党的十八届五中全会作出推进"健康中国"建设的决策部署。2016年8月，党中央、国务院隆重召开新世纪第一次全国卫生与健康大会，明确了建设健康中国的大政方针；同年10月，发布实施《"健康中国2030"规划纲要》，明确了行动纲领。党的十九大将"实施健康中国战略"提升到国

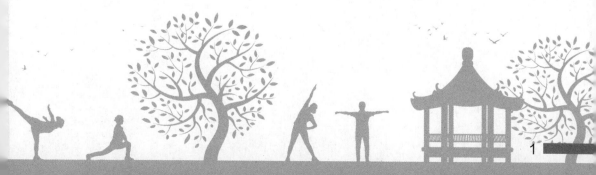

家整体战略层面统筹谋划。从全面建成小康社会到基本实现现代化，再到全面建成社会主义现代化强国，健康中国战略将在每一个阶段与整体战略紧密衔接，以发挥重要支撑作用。这是以习近平同志为核心的党中央从长远发展和时代前沿出发，坚持和发展新时代中国特色社会主义的一项重大战略部署。坚定不移地实施这一战略，促进卫生健康事业发展和人民健康水平持续提升，必将为全面建成小康社会、建成社会主义现代化强国打下坚实的健康根基。

古人早就认识到，"上工治未病，不治已病"。世界卫生组织调查显示，要达到同样的健康标准，所需要的预防投入与治疗费、抢救费比例为1：8.5：100，也就是说预防上多投入1元钱，治疗费就可少花8.5元并节约100元抢救费。

体育在健康中国中有着重要的作用。2014年10月，党中央、国务院就把全民健身上升为国家战略。体育部门在健康中国中肩负着很大的责任，体育工作者有着巨大的工作空间，体育运动在健康中国当中起着不可替代的作用。因此，要充分认识到科学锻炼的重要性。

人民健康是民族昌盛和国家富强的基础条件。随着人们生活水平的不断提高，越来越多的人认识到体育锻炼的重要性，不少人主动参与体育锻炼，健身的需求空前旺盛，健身的愿望空前强烈。

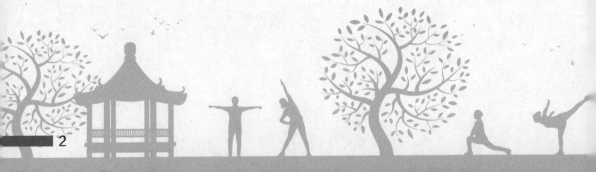

随着参与锻炼人群的不断扩大，健身热潮的不断高涨，科学健身变得越来越重要。现在不少人知道了锻炼的好处，而对于如何锻炼是科学的，锻炼计划是否符合自己的实际情况却不了解。

各个年龄阶段的锻炼项目和运动量是不同的。为了满足老年人科学健身与养生的需求，在中国老年人体育协会的努力及专家、学者的辛勤付出下，终于编写完成了这套《老年人科学健身指导丛书》。

老年人要结合自己的爱好和身体状况，选择一两项既适合自己，又感兴趣的运动项目，科学锻炼，常年坚持，对于老年阶段的快乐、健康的生活会非常有好处。良好的生活习惯和生活方式、平和的态度、合理的饮食搭配、科学的锻炼等，都是健康的必要条件。其中，科学的锻炼是其中一个重要的方面。"运动是良医"已经成为不少老年人的共识。

希望这套书能够帮助广大老年人科学地进行锻炼与养生，高兴、快乐、健康地度过晚年生活。

谢谢为此书作出努力的同志们！

冯建中

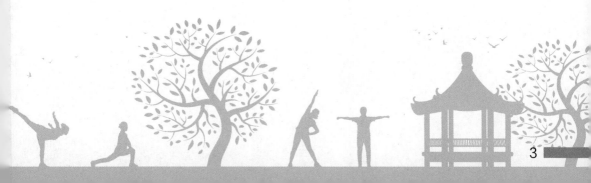

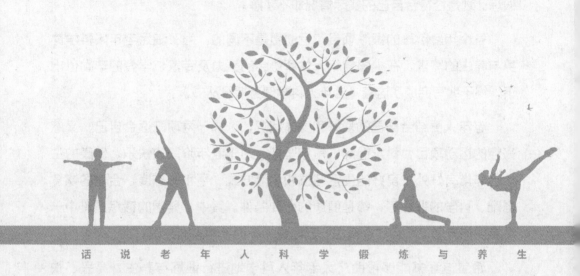

话 说 老 年 人 科 学 锻 炼 与 养 生

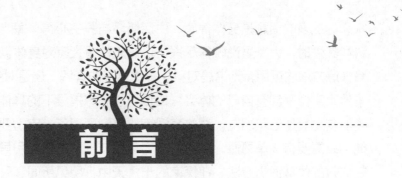

前　言

　　说起"生命在于运动"，恐怕不少老年朋友都坚信这是人类生命健康的"至理名言"。其实，"生命在于运动"是 18 世纪法国思想家伏尔泰提出的一个哲学命题，恩格斯也同样提出过"生命的存在首先在于运动"的认识观点。伏尔泰也好，恩格斯也罢，他们提出的近乎相同的观点，实际上都不是以人的身体健康与长寿的认识视角看待"运动"，而是站在哲学的高度来诠释生命的产生在于运动，他们认为运动是生命诞生的前提条件，没有物质运动就不会有生命的产生。如今，我们的许多朋友将"运动"（实际上是"动的"）的含义，更换成了"体育运动"或"锻炼"，这使得不少朋友将身体健康狭隘地理解为是"运动"的结果。

　　当然，我们可以把"运动"理解为通过某种体育方式对身体进行"锻炼"，从而让生命力更强。但是这对追求身体健康的老年朋友来说，显然是不贴切的。如果老年朋友把"运动"看作是身体健康的唯一途径，实际上就是进入了一个认识误区，而现实生活中，身陷这种误区的老年朋友还为数不少。

　　"老年人科学健身指导丛书"的编写出版是国家体育总局群众体育重点工作之一，作为总论部分的这一本书，统领丛书，主要阐述老年科学健身的理念与方法，有别于一般老年人健身方法的介绍。丛书的立意是为老百姓，尤其是老年群体提供科学的健身指导，作为给老百姓看的大众普及读物，如何做到理论阐释清晰，紧扣主题，深入浅出，简单易懂，困扰着编写组的每一位专家。

　　2016 年 7 月中旬，我又像往年一样回到故乡。也许是生活条件好了，与大家聊的最多的话题是身体健康、生活情趣与养生心得。每当聊到身体健康方法与科学养生时，大家虽说聊得尽兴，可是无论是大家对身体健康的认识，还是对体育锻炼方法的运用，无论是对科学养生含义的理解，还是对生活情趣的自我培养，虽然大家似乎都有自己的体会，但是科学思想指导下的具体实践均显得不足。很多朋友尤其是老年朋友，对体育锻炼的科学原理不一定需要有多么深刻的认识，他们只需要有简单易懂，并且符合老年朋友理解的语言引导，以及易学、易炼、有成效的体育锻炼方法。在探家的十几天中，所见所闻、所思所想，使我原本无序的大脑一下子茅塞顿开，为此，我将"丛书"总论的书名确定为《话说老年人科学锻炼与养生》，并分为老年朋友身体形态与体育锻炼"如实说"、老年朋友身体机能与体育锻炼"科学说"、老年朋友体育锻炼"安全说"、老年朋友体育锻炼与生活方式"平衡说"、老年朋友心理健康与体育锻炼"贴心说"、老年朋友生活情趣与科学养生"快乐说"六章，与老年朋友说说身体健康与体育锻炼和科学养生的"那些事儿"。

在确立了总论的写作提纲之后，编写组坚持运用与老年朋友"闲聊"的语言，力争做到通俗易懂，比如，对老年朋友"健身走"中"屈肘摆臂"动作的描述，如果用运动解剖的学术语言，老年朋友就很难理解，于是采用了"顺口溜"的方法。如：

> 挺胸膛，远处望。
>
> 前露肘，后露手。
>
> 脚后跟，落地稳，
>
> 脚前掌，蹬地强，
>
> 呼吸匀，步履均，
>
> 健康身体不费劲。

此外，在不同的章节内容中，我们尽力勾画符合老年朋友理解的生活情境，选择老年朋友身边时而出现的体育锻炼、科学养生、生活情趣培养的真实故事，让老年朋友们能在"闲聊"过程中，帮助老年朋友建立体育锻炼和科学养生的生活意识，引导老年朋友们以建立体育锻炼与科学养生的生活意识为核心；以参加体育锻炼为手段；以培养科学、健康的生活情趣为内涵；以追求健康的体魄、平和的心态为目的的现代老年朋友休闲、健康、科学、时尚的生活方式。为此，在每一章结束后的总结，都会附上一首小诗，让老年朋友在读诗的过程中，也对上一章的内容有更深刻的认识。比如，在第一章老年朋友身体形态与体育锻炼"如实说"的总结语中，运用了以下小诗。

骨质疏松常见症，

科学防治不惶恐。

药补还要用食疗，

阳光促进钙合成。

勿忘锻炼出功效，

身心健康有门道。

不良嗜好尽早忌，

夕阳生活无限好。

《话说老年人科学锻炼与养生》在确立编写提纲以及后续的编写工作中，得到了"丛书"编委会领导和编写组专家的大力支持，人民体育出版社编辑同志也给予了热情的帮助，在此一并表示衷心的感谢。虽然内心仍有几分忐忑不安，不知道老年朋友们会对此书作何评价，但是，我坚信我们的努力一定会对老年朋友的体育锻炼与科学养生发挥积极的作用。

祝所有老年朋友们身体健康，生活幸福！

编者

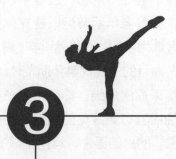

3

目录

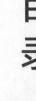
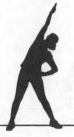
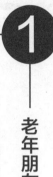

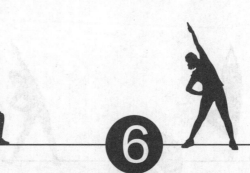

6

老年朋友生活情趣与科学养生『快乐说』 199

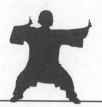

老年朋友身体形态与体育锻炼"如实说"

开头的话

身高，可能是我们对自我身体形态记忆最深的数据。这项由遗传基因所决定的身体特征，到了老年除了平常的意义外更成为反映身体健康的一项重要的"参照系数"。身高变化预示着老年朋友体内微量元素"钙"的缺失，进而造成人体骨骼的生理形态变化以及老年多见病症的诱发。可见老年朋友身高的变化，虽然属于人体生理周期正常的客观反应，但是如果我们不了解身高变化对身体健康反映和影响，就很可能造成对一些老年常见病症的忽视，不利于保持身体健康。

本部分将通过对老年朋友身体形态变化发生原因的介绍，从科学锻炼与科学养生两个方面，为老年朋友提供科学健身实践方法的理论依据。

无法抗拒的自然规律

　　大自然中每天日出日落、周而复始，形成了天地阴阳之变化；春、夏、秋、冬年复一年，形成了万物赖以生存的节气变化。人作为自然界中的生物个体，从呱呱坠地后爬行到学习走路，一步步长大成人，再到步入暮年后的步履蹒跚，都是生命周期中不可抗拒的自然规律。尽管不少身体健康的朋友，时常用"五十岁的身体，三十岁的心理"来形容自己的年龄，但是当我们步入中年之后，身体的各个器官就开始出现渐进式的衰退，这是不以我们的意志为转移的。

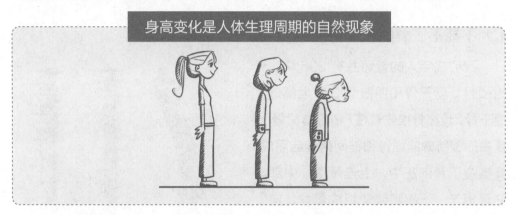

身高变化是人体生理周期的自然现象

　　对于老年朋友来说，在一些生理变化的渐进过程中，会发现自己的身高也在逐年"萎缩"。很多老年朋友经常会说自己"年轻时候一米八的大高个儿，现在都缩成了一米七十多了"。这话乍一听有点儿夸张，但事实的确如此。虽然人的衰老表现不尽相同，但是人老变矮却是共同的现象。

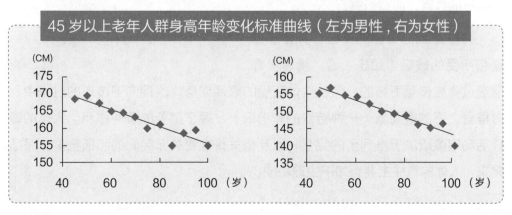

45 岁以上老年人群身高年龄变化标准曲线（左为男性，右为女性）

为什么到了一定的年龄我们的身高会变矮呢？对于老年朋友来说，身高变矮会不会是老人的常见"病"？下面首先让我们了解一下老年人身高逐渐变矮的生理原因。

为什么老年人的身高会逐渐"变矮"？

在了解老年人身高变矮的生理原因之前，首先让我们认识一下人体骨骼的基本结构。

▶ 不能不了解的人体骨骼结构

我们成年人的骨骼共有 206 块，分为颅骨、躯干骨和四肢骨 3 个大部分。躯干骨，也称脊椎或脊柱（俗称脊梁骨），是由形态特殊的椎骨和椎间盘连结而成。脊椎位于背部正中，上连颅骨，中部与肋骨相连，下端和髋骨组成骨盆，自上而下由 7 块颈椎、12 块胸椎、5 块腰椎、1 块骶骨（由 5 块骶椎合成）和 1 块尾骨（由 4 块尾椎合成）5 部分共 26 块（成年人）构成。脊椎内部自上而下形成一条纵行的脊管，内有脊髓。

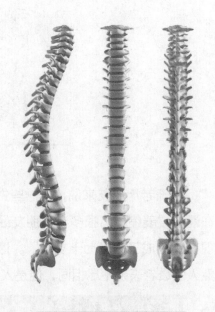

人体脊柱示意图

脊柱是我们身体的支柱，身体的重量和所受的震荡（如走、跑、跳等）都是通过脊柱传至下肢的。而在身体所受的震荡或身体重量向下传递的过程中，脊椎骨之间的椎间盘（一种特殊的软组织）发挥了重要的缓冲作用。人体的脊柱活动幅度取决于椎间盘的完整，以及相关脊椎骨关节突间的和谐程度。概括起来，人体的脊柱主要有如下生理功能。

❶ 负重功能

颈椎支持头面部的重量，胸、腰、骶椎把上肢和躯干的重量经骶髂关节传至下肢。而脊柱除了承担身体自身的重量之外，还可以担负身体重量之外的重量，如挑水时、肩扛物体时以及从事体育锻炼的各种负重性训练时等。

❷ 运动功能

脊柱可以完成前屈、后伸、左右侧弯和旋转等运动。在脊柱的运动功能中，颈椎的前屈、后伸、旋转和侧弯的运动范围，都较胸椎和腰椎部分灵活。胸椎与胸廓为一个整体，因此运动范围明显受限。腰椎的前屈虽只有 40 度，但实际完成动作时，腰椎是连带胸椎段前屈的，故年轻人弯腰可达 160 度。

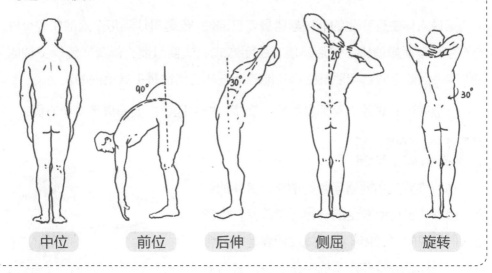

| 中位 | 前位 | 后伸 | 侧屈 | 旋转 |

人体脊柱的活动能力除了靠其本身的生理功能外，脊柱两侧健康的肌肉和韧带也是提高脊柱伸屈度的重要保障。也就是说，人脊柱活动范围的大小，既有先天生理的基础，也有后天对脊柱两侧肌肉和韧带体育锻炼的作用。

❸ 保护功能

脊柱的保护功能主要有 3 点：

第一，椎管对脊髓的保护功能。

第二，胸椎和肋骨、胸骨组成胸廓，以保护胸腔内的脏器。

第三，腰椎、骶椎与骨盆，具有保护盆腔脏器的功能。

❹ 缓冲震荡功能

脊柱的生理弧度和椎间盘的柔软结构，加上足弓的弹性，给人体构成了一个良好的缓冲系统，可以明显减弱和吸收从下肢传来的震荡力量，以保护脑、心肺和腹内脏器免受损伤。

▶ 导致老年人身高"变矮"的两个主要因素

虽说人体生理变化的渐进趋势具有普遍性，但是具体到每个人的生理个性，由于存在着诸如遗传、生活环境、生活方式、饮食习惯、体育锻炼等多种因素的影响，因此不同老年朋友生理功能的渐进性变化也是不尽相同的。

一般来讲，导致老年朋友身高"变矮"的原因，主要有以下两个方面。

椎间盘退行性变

退行性变是指随着年龄的增长，人体的细胞、组织、器官所发生的一种异常改变，也就是人们俗说的"老化"。人体椎间盘是水分含量大、弹性黏糖蛋白丰富的组织，其水分含量在人幼年时可达 80% 以上。随着年龄增长，椎间盘中的水分和弹性黏糖蛋白含量都会逐渐减少并随之老化，进而使人体椎间盘体积缩小、厚度变薄，造成身高"变矮"的功能退行性变。

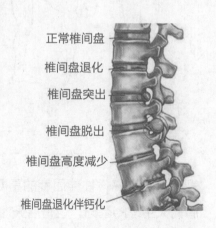

正常椎间盘
椎间盘退化
椎间盘突出
椎间盘脱出
椎间盘高度减少
椎间盘退化伴钙化

常见的椎间盘疾病示意图

因骨质疏松导致椎体病理性骨折

骨质疏松，简单地说就是骨密度下降导致低骨量的发生，进而造成骨的脆性增加和容易发生骨折的一种全身性骨骼疾病。通常情况下，女性由于生理原因，骨质疏松发生率高于男性。据有关科学调查显示，我国 60 岁以上人群骨质疏松发病率为 56%，其中女性发病率高达 60% ~ 70%。

病理性骨折，是指老年人因骨质疏松或各种营养不良和内分泌等因素引起骨皮质（分布在骨头外周表面的骨密质）萎缩变薄，骨小梁（起造血组织的作用）变细、数量减少等，进而造成骨组织结构发生变化的一种疾病，常见于椎骨、股骨颈、掌骨等处。

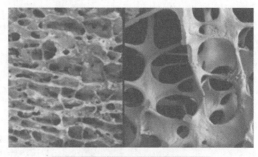

骨质疏松示意图

正常骨密度（左）　　骨质疏松（右）

骨质疏松是造成老人病理性骨折的"第一杀手"。因骨质疏松导致病理性骨折的主要部位是椎体骨和股骨颈，当人体椎体骨因骨质疏松发生楔形改变时，就会导致原椎体的形态的变化，进而出现老人常见的"驼背"或脊柱生理性弯曲。

老年人椎间盘退行性变化，以及因骨质疏松导致的病理性骨折，是造成老年朋友身高"变矮"的主要原因。而这两种原因，不易预防和治疗，同时，也是破坏老年朋友身心健康的"潜伏杀手"。

… 小常识 …

什么叫老人"脊柱楔形"改变？

这是一种由于骨质疏松，在外伤（如年轻时候的劳动、体育锻炼，或不慎摔倒等）或陈旧性骨折的影响下，造成的脊柱生理变形。最常见的就是老人脊柱侧弯，或"驼背"。

举个例子：当我们把一个刚蒸熟的方形馒头放在桌子上，用手轻微压馒头的一边，然后再把手移开，我们就会发现原来的方形馒头成了"楔形"馒头了。

"骨质疏松"会发生在我身上吗？

前边的内容让老年朋友对身高"变矮"的"真凶"有了一些了解。其实无论是椎间盘生理性退行性变，还是骨质疏松导致的病理性骨折，其核心问题都是由我们年龄的增长，生理机能渐行性衰退、体内的微量元素吸收与代谢功能失调等一系列原因所致。下面先说说导致老年朋友"骨质疏松"的原因是什么？

▶ 导致老年朋友"骨质疏松"的原因

"骨质疏松"并非是老年人的"专利"，但人到 60 岁以后，骨质疏松发病率极高是一个不争的事实。为什么老年人骨质疏松的发病率高呢？究其原因有以下五点。

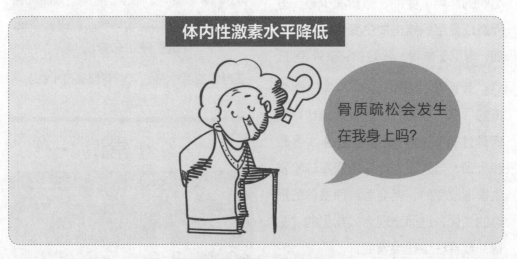

体内性激素水平降低

骨质疏松会发生在我身上吗？

❶ 性腺功能的降低

随着年龄的增长，老年朋友身体性腺（睾丸、卵巢等）功能也会逐步降低，性腺所分泌的性激素（雄激素、雌激素）量也相应减少。性激素在人体血液中的含量虽然很小，但是作用却非常重要。如果体内性激素不足，就会使人体骨骼内部的组织平衡关系被破坏，使血钙向骨骼中沉积的速度减慢，而骨钙转变为血钙的过程加快，就会造成老年性骨质疏松症。在此过程中，由于雌激素对骨骼的影响更为明显，因此老年朋友中的女性患骨质疏松的比率更高。

❷ 维生素 D 不足

维生素 D，属于固醇类衍生物，其主要功能是维持人体中血清钙磷浓度的稳定，植物中不含维生素 D。维生素 D 在骨骼代谢的全过程中扮演着不可缺少的角色，但老年人饮食的变化及室外活动的减少，使体内维生素 D 的来源及转化都出现异常，呈现相对或绝对不足，从而导致骨质疏松症的发生。

❹ 身体运动量的减少

在人类生物进化过程中，人体骨骼的形成及骨密度的变化，与骨骼所承受的应力有直接关系。在一定应力的作用下，骨骼的密度会增加，骨皮质的厚度和骨小梁的密度、数量和质量都会增加，反之，骨骼将会出现骨质疏松症现象。但是，随着年龄的增长，尤其是到了暮年以后，一般人的运动量明显减少，运动强度亦有所下降，从而使骨骼所承受的应力也减少，最终出现废用性的疏松，即骨质疏松。

❸ 钙的摄入量减少

钙其实是一种金属元素。在人体中属于微量元素，主要存在于骨骼和牙齿中。微量元素占我们体重的 5%，钙约占体重的 2%。而骨骼和牙齿中的钙约占全身钙的总量的 99%，其余 1% 分布在血液、细胞间液及软组织中。由于老年人饮食结构和习惯的改变、胃肠道功能的下降等因素，进入体内的钙相应减少，但排出体外的钙则维持不变，甚至还略有增加，从而造成体内钙的流失与缺乏。这个过程就会造成骨骼组织内部结构发生变化，这种变化的直接后果就是"骨质疏松"。

❺ 其他

老年骨质疏松，除了以上普遍存在的原因以外，还与老人的个体性差异，以及生活习惯、身体状况、疾病甚至种族遗传、生活地域等因素有关。

▶ 预防老年朋友骨质疏松的"五怕"

老年骨质疏松是一个渐变的过程，一般从 60 岁开始发病率会逐年增高。虽说这种病症不像常见的感冒病症那样，今天受凉明天就可能发烧，但是就"骨质疏松"对人体健康的影响与危害来讲，确有几分要"怕"的地方。老年朋友要想预防骨质疏松的发生，延缓出现骨质疏松的各种症状，要从以下的"怕"开始，建立积极的防范意识。

怕 "跌倒"

我们生活中经常会听到某某老人不小心跌倒，造成股骨颈骨折，结果一家人为此背上沉重的精神负担，甚至一些老人为此付出了影响生命健康的沉重代价的事例。

骨质疏松的老人最怕的就是"跌倒"。由于老年骨质疏松的病症不是一种急症，很多老年朋友只有在检查身体时才知晓自己是骨质疏松。因此，许多老年朋友已经到了易患骨质疏松的年龄却没有任何防范意识，仍然按照多年养成的生活习惯"我行我素"，一旦不慎跌倒就很可能会导致不可挽回的后果。因此，最怕老人对自己到了易患骨质疏松的年龄而无防范意识。

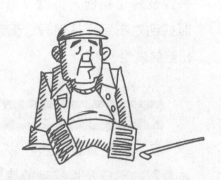

老人最怕的就是跌倒

怕 不良生活习惯"

抽烟与过量饮酒，是老年朋友健康之大敌。抽烟对健康身体的影响可以说人人皆知，老年人抽烟除了对循环系统（心血管）、呼

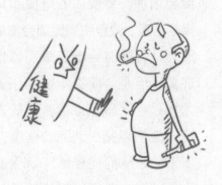

老年朋友抽烟和过量饮酒会
严重伤害身体健康

吸系统、消化系统、内分泌系统等有害处，还会增加血液酸度，使骨质溶解，造成骨质量降低。老年朋友过量饮酒或饮酒频率过高，可导致溶骨的内分泌激素增加，使钙质从尿中丢失。因此，老年朋友抽烟、喝酒，是严重影响身体健康易导致老年骨质疏松的不良生活嗜好，应及时戒烟，控制饮酒。

怕 "不良膳食结构"

　　老年朋友保持合理的膳食结构，实际上就是控制饮食的酸碱摄入比例，避免酸性物质摄入过量，加剧酸性体质。保持人体弱碱性环境是预防和缓解骨质疏松的有效手段。大多数的蔬菜水果都属于碱性食物，而大多数的肉类、谷物、糖、酒、鱼、虾等类食物都属于酸性食物。老年朋友每天的酸性食物和碱性食物的摄入应控制在 1：4 的比例。此外，老年人饮食中钙量常常不足，这与食量减少、食欲差、消化功能减退等因素有关，因此，要注意含钙食品的摄入与补充，如牛奶、鸡蛋可以为人体提供优质蛋白，且含有丰富的钙、磷，但要合理搭配食用。多吃绿色蔬菜、豆类及豆制品、海产植物、贝类等，保证各种维生素的摄入，对老年朋友防治骨质疏松也很重要。

老年朋友不良饮食习惯会导致消化功能紊乱，影响身体健康

怕 "远离体育运动"

　　体育运动的健身功能人人皆知，尤其是对于老年朋友来说，适度的运动有益于肌肉和骨骼的健康，能增进或保持老年朋友身体肌肉的张力和弹性，增强或稳定骨骼的耐受力，保持骨骼中的血流量，推迟骨骼的老化。但是，老年朋友参加体育运动的意识与自觉性，不是人人都有的。不少老年朋友认为自己年轻时就没"体育细胞"，现在老了更要保持"精气"，不能参加体育活动。其实，

这是一种认识误区，老年朋友参加体育活动与自己年轻时是否有"体育细胞"没有任何关系。只要合理选择体育运动项目，科学掌握运动量，再配合良好的生活习惯与合理的膳食结构，就可以健身强体，延缓衰老，达到预防老年骨质疏松的目的。

怕 "远离阳光照射"

阳光照射，是大自然赋予我们人类的最好也是最经济的健康"补药"。尤其是对于老年朋友来说，不应经常"足不出户"，应经常参加户外运动，晒晒太阳，享受一下"日光浴"，以预防因维生素D不足而导致的骨质疏松。

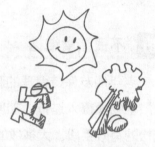

晒太阳是老年朋友骨钙吸收不可缺少的重要的"能量供给"

老年朋友补钙四大原则

一、食用老年人专用的补钙产品

老年人由于自身代谢能力减弱，胃肠吸收能力也相对减弱，因此钙摄入量要多一些，以增进吸收量。一般每日钙摄入量以1200～1500毫克为宜。

二、补钙以食补为主，合理营养，注意膳食均衡

老年人应该重视合理的营养配餐，注意选择含钙量较高又购买方便的食品。同时，还要注意适当摄取人体的生存和健康所依赖的各种营养素、水等。因为人体的各种营养素需求量不同，所以摄入量过多或者过少都会产生疾病，危及健康。

三、补钙要与身体锻炼相结合，提倡科学的生活方式

老年朋友千万不要认为自己已补足了钙就大功告成了，那可就错了。钙在人体内需要吸收运行到全身各个部位，适当活动身体，尤其是户外活动能增加体内维生素D的合成，还能促进钙的吸收。

四、注意疾病和药物因素对骨质的影响，及时补钙

如糖尿病、甲状腺机能亢进等疾病及其治疗用药过程会加重钙质丢失，即加重骨质疏松，补充钙剂和维生素D，有助于治疗原发病并防止副作用，可收到联合效应。这类病人补钙每日至少1500～2000毫克。

"1天1片"能解决问题吗？

"这人啊，一上年纪就缺钙，过去1天3遍地吃，麻烦！现在好了，有了××高钙片，1片顶过去5片，还是水果味，1天吃1片，一口气上5楼，不费劲儿！1天1片，效果不错，还实惠！"这段由影视明星代言的广告，前几年在许多电视台的黄金时段都有播出。广告中影视明星绘声绘色的表情、动情的语言和夸张的动作表现，使很多老年朋友成为某某制药厂某一品牌钙片的忠实消费者。于是，坚持"1天1片"的补钙行动，成为孩子们监督老年朋友每天必须完成的"规定动作"，甚至也成为许多老年朋友见面打招呼的"口头语"——"今天您吃了吗？"。

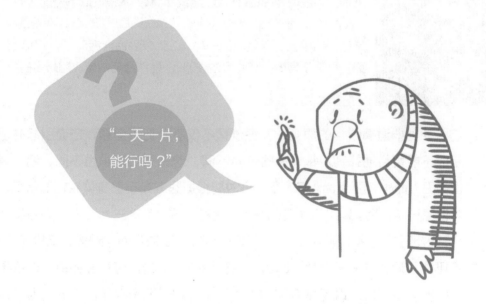

"一天一片，
能行吗？"

对于广告词中"1天1片，1片顶5片"的功能性介绍，想必很多老年朋友有不少困惑。"1天1片"真的能解决老年人因缺钙而导致的骨质疏松吗？在回答这个问题之前，先让我们了解一下口服"钙片"的基本成分。

▶ "钙片"的成分与吸收

我国"钙片"制剂主要分为三类，第一类是葡萄糖酸钙及乳酸钙，第二类是活性钙及以活性钙为主要原料的制剂，第三类是碳酸钙。

葡萄糖酸钙及乳酸钙	这两种含钙量较低，每 1 克葡萄糖酸钙含钙离子量为 147 毫克，而每 1 克乳酸钙含钙离子量仅为 89 毫克，人体小肠对葡萄糖酸钙的吸收率为 27%，对乳酸钙的吸收率为 30%。"水果味"的钙片主要是这两种制剂
活性钙及以活性钙为主要原料的制剂	这两种制剂主要成分为氧化钙，其水溶性差，碱性强，对胃刺激性大，服用之后容易引起恶心、呕吐等不良反应
碳酸钙	是药用钙中含钙量最高的一种，1 克碳酸钙含钙离子为 400 毫克，可溶于胃酸，吸收率达 40%，是作为药剂型应用最多的补钙剂

老人补钙要遵循科学的原则，补钙过量不仅不会促进健康，还会引起并发症，所以不能盲目地补钙。每个人的体质不同，对钙质的需求也不同，钙的摄入量也会因人而异，因此，老年人在补钙时要根据医嘱和自己身体缺钙的状况，有针对性地科学补钙。如果忽视自己身体缺钙的状况，不管三七二十一，只用"1天1片"的补钙方式是不科学的。防止和延缓老年人因缺钙而导致骨质疏松病症，也是不可能只通过"1天1片"的药物性补钙来解决的。药物性补钙，仅仅是一种医疗的基本手段，既不是万能的，也不是适用于所有老年朋友的。老年朋友应该对"补钙"建立起一种基本的科学认识，即"补钙"是在膳食钙摄入量不足时，才通过药用补钙解决因体内缺钙而导致的生理功能衰退。只有在保持合理膳食钙摄入的前提下，遵照医嘱科学地进行药物补钙，才能使体内因缺钙而导致的生理性病症得到缓解，达到理想的疗效。

阳光＋运动＋合理膳食＝远离骨质疏松

作为自然界中的生物个体，遵循自然规律，是我们生存与发展的基本准则。而正确认识人类自我，了解生命的起源、成长与衰退，又是我们保护自己、延长生命、享受生活的基础。人们随着年龄的增长，身体机能与各器官功能衰退，是不可抗拒的自然规律。但是，如果我们能以科学的生活指导思想，选择适合自己正确的健康生活方式，就可以延长生命，延缓身体各器官的功能性衰退，远离老年人常见的各种疾病，尽享生活之美、生活之福。

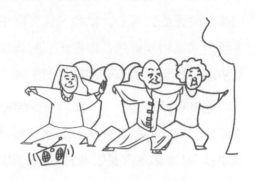

阳光＋户外体育＋合理膳食，让老年朋友远离骨质疏松

对于老年朋友来说，经常接受阳光照射，科学参加户外体育运动，合理安排自己的膳食结构，就等于减少了身体健康赖以生存的钙的流失。钙流失减少了，老年常见的骨质疏松和各种并发症，就可以大大降低。

"走进阳光"补充老年人的"物质能量"

在我国传统医学养生中，有"采日精"的说法，顾名思义，就是采集阳光以生发清阳之气，驱散体内的浊气，这就是所谓的补阳气。所以人们常说老人晒太阳有"三补"，即一补骨头，二补阳气，三补正气。那么，老年朋友"晒太阳"对身体健康，尤其是对于人远离骨质疏松究竟有什么影响呢？

晒太阳可以促进"维生素 D3 源"转换成维生素 D

维生素 D 的主要生理功能，就是促进和提高肌体对钙、磷的吸收。如果我们体内缺乏维生素 D，就会加速骨骼中的钙的流失，导致骨质疏松，轻者会产生手足抽搐和软骨病，重者则引起脊柱楔形（驼背）、病理性骨折等。因此，维生素 D 是老年朋友非常重要的生命"物质能量"基础。

也许有朋友会问："体内缺少维生素 D，吃一些口服维生素 D 不就可以解决问题了嘛。"有这种认识的朋友真是大错特错了！人体内所需的维生素 D，其中有 90% 都是需要依靠太阳的光照作用而获得的。也就是说，阳光的照射是人类获得维生素 D 的主要途径，而通过饮食或口服补充维生素 D，人体可吸收量极少，如果人体长期大量服用口服维生素 D，反而可能引起中毒，严重者甚至可以造成死亡。因此，"晒太阳"可谓是大自然赋予我们人类的极大恩惠，也是最经济的补充人体必需的维生素 D 的有效方法。

维生素 D 又叫"阳光维生素"，人体皮肤中有一种叫作 7- 脱氢类固醇的物质，在阳光的照射下，可以合成"维生素 D3 源"，人体通过获取阳光中的紫外线来制造、转换成维生素 D，以帮助我们摄取和吸收钙、磷。对小朋友来说，通过阳光照射可以使骨骼长得健壮结实，对婴儿软骨病、佝偻病有预防作用；而对于大人而言，则可以防止骨质疏松、类风湿性关节炎等生理性疾病。

老年朋友"晒太阳"的最佳时间

一天当中阳光照射地面的角度不同，我们感受到的阳光照射强度也就不一样。比如早晚时分，阳光以较小的角度射到地面，地面单位面积接受到的光能较小，所以我们会感觉光照柔和；而中午时阳光照射地面的角度较大，地面单位面积接受光能较大，所以我们会感到光照强烈。

老年朋友一天当中"晒太阳"的最佳时间为早晨6点至10点和下午16点至17点。此时阳光中的红外线强，紫外线偏弱，对人体皮肤内的维生素D3源转换成维生素D的功能作用最好。以上这两个时间段，老人朋友们经常"晒太阳"，可以促进维生素D3源转换成维生素D，对人体内的钙、磷吸收，骨骼的正常钙化，防止骨质疏松，都有极好的功能作用。

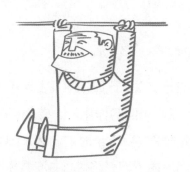

老年朋友"晒太阳"的最佳时间为早晨 6 点至 10 点；下午 16 点至 17 点

老年朋友"晒太阳"的注意事项

避免单独去"晒太阳"

老年朋友"晒太阳"时，尤其是冬天，暖洋洋的阳光最容易让老年人迷迷糊糊地睡着了。但在户外睡着很容易受凉感冒，所以老年朋友在户外"晒太阳"时最好找上几个伴儿，大家沐浴着阳光边聊天边活动。

不要在室内隔着玻璃"晒太阳"

很多老年朋友选择在室内"晒太阳"，尤其在冬季，北方户外温度较低，出门怕感冒，所以老年朋友往往选择在室内隔着玻璃"晒太阳"。据专家测试，隔着一层玻璃时，紫外线

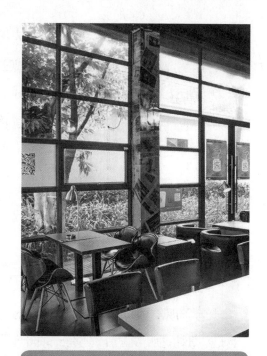

老年朋友隔着玻璃"晒太阳"不利于钙的合成

穿透率不足 50%；如果在距离窗口 4 米处，则紫外线更少，不足室外的 2%。因此，老年朋友要避免隔着玻璃窗在室内"晒太阳"。冬天可以选择户外避风处，在阳光较好的时间"晒太阳"。

☀ 避免空腹和早餐后 1 小时内"晒太阳"

在中医养生中，有许多说法与我们腹中饥饱有关，比如饱不理发饿不洗澡，老年朋友"晒太阳"也应如此。维生素 D3 源在光照的作用下，转换成的维生素 D 是通过胃肠蠕动而被吸收的。如果空腹或早餐后 1 小时内"晒太阳"，不仅不利于维生素 D3 源转换合成维生素 D，而且由于阳光照射，血液循环增强，空腹或早餐后的饱胀都容易形成腹部血流量增强而使大脑缺氧，进而产生头昏晕眩的感觉。因此，老年朋友要避免空腹和早餐后 1 小时内"晒太阳"。

☀ 既要享受阳光，又要避免灼伤皮肤

老年朋友尽享大自然赋予我们的阳光恩惠之时，也要注意防止紫外线过强而灼伤皮肤。因此，老年朋友在沐浴阳光时，要注意不要使阳光直射眼睛（可戴上能防紫外线的太阳镜）。另外，有些老年朋友由于身体机体下降，皮肤容易干燥，可涂适量的凡士林或润肤霜，防止阳光照射后皮肤干燥脱皮。

"管好自己的嘴"，建立合理的饮食结构

老年朋友预防骨质疏松，除了通过"晒太阳"促进维生素 D 合成，帮助钙吸收之外，还有一项非常重要的"治疗"措施，就是"管好自己的嘴"，通过建立合理的健康饮食结构，预防或积极配合治疗老年人骨质疏松。

保证优质蛋白质的摄入——少吃"红肉"常吃"白肉"

蛋白质是人类生命的基础，如果老年朋友缺乏蛋白质会怎样呢？轻度的会感到疲倦、虚弱、抵抗力降低；若长期缺乏蛋白质，则会出现体重减轻、肌肉萎缩、血压低、贫血等症状；严重的甚至会造成浮肿、免疫功能低下，对疾病的抵抗力降低。除此之外，缺乏蛋白质还会导致老年人肌肉丢失，到一定程度时甚至会影响肌肉正常功能，降低老年人活动能力，使老人出现极易摔倒骨折的情况，增加了发生残疾和丧失生活自理能力的风险。

中国营养学会制定的《中国居民膳食营养素参考摄入量》建议：老年人合适的蛋白质供给量为每天每公斤体重 1 ~ 1.5 克。照此推算，一个老年人每天补充 60 ~ 70 克蛋白质是最佳的。而有长期运动习惯的老年人对蛋白质的需求量会更高些。

我们这里所说的"红肉"，是指猪肉和牛羊肉，而"白肉"通常是指鸡肉、鸭肉和海鱼类。与"红肉"相比，海鱼等"白肉"不仅富含氨基酸，还有丰富的磷、硒、钙等人体所需要的微量元素，是老年朋友预防骨质疏松不可缺少的食补食材。

主要"红肉"与"白肉"的营养成分对比表					
类别	品种	主要成分（100 克）			
		蛋白质	脂肪	碳水化合物	钙（毫克）
红肉	猪肉	30.0	6.0	1.2	3.0
	牛肉	20.2	2.3	1.2	9.0
	羊肉	20.5	3.9	0.2	9.0
白肉	鸡肉	19.3	9.4	0.7	2.4
	鸭肉	15.5	19.7	0.2	6.0
	黄花鱼	17.7	2.5	8.0	53
	带鱼	17.7	4.9	3.1	28
	海鳗鱼	18.8	5.0	5.0	28
	虹鳟鱼	18.6	2.6	2.0	34

饮食多样化适当吃粗粮

老年朋友日常饮食要多样化，才能利用食物营养素互补的作用，达到均衡、全面营养的目的。同时不要因为牙齿不好、咀嚼费劲就减少或拒绝蔬菜和水果，可以把蔬菜切细、煮软，水果切成小块，使其容易咀嚼和消化。

同时，老年朋友日常饮食中应包括一定量的粗粮、杂粮。粗粮、杂粮包括全麦面、玉米、荞麦、燕麦等，它们比精粮含有更多的维生素、矿物质和膳食纤维，可以更好地满足老年人的营养需求。

坚持食用奶制品等高钙食品

老年朋友膳食摄入钙质是最安全、最有效的补钙方式。老年朋友补钙吃什么食物好呢？下面为大家介绍一些适合老年朋友在日常生活中高钙的食品。

牛奶

半斤牛奶，含钙300毫克，还含有多种氨基酸、乳酸、矿物质及维生素，能促进钙的消化和吸收。而且相比其他食物，牛奶中的钙质人体更易吸收，因此，牛奶应该作为日常补钙的主要食品。其他奶类制品如酸奶、奶酪、奶片，也都是良好的钙来源。

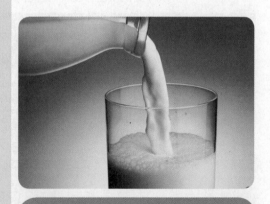

100克牛奶，钙含量为104毫克；
100克酸奶，钙含量为118毫克；
100克奶酪，钙含量为799毫克

海带和虾皮

海带和虾皮是高钙海产品，每天吃上 25 克，就可以补钙 300 毫克。它们还能够降低血脂并预防动脉硬化。海带与肉类同煮或是煮熟后凉拌，都是不错的美食。虾皮中含钙量更高，25 克虾皮就含有 500 毫克的钙，所以，用虾皮做汤或做馅都是老年朋友日常补钙不错的选择（使用前应先用热水焯一下，以去盐）。但是，对海制品过敏的老年朋友要小心食用哟。

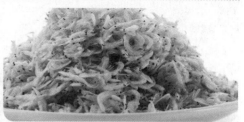

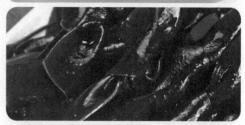

海带含有丰富的碘、维生素、矿物质、碳水化合物、蛋白质等，各种营养成分和生理活性成分约 60 种

豆制品

豆制品所含人体必需氨基酸与动物蛋白相似，同样也含有钙、磷、铁等人体需要的矿物质，含有维生素 B_1、B_2 和纤维素

大豆是高蛋白食物，含钙量也很高。500 克豆浆含钙 120 毫克，150 克豆腐含钙高达 500 毫克，其他豆制品也是补钙的良品

但是，老年朋友在饮用豆浆时，需要反复煮开才能够食用。豆腐不可与菠菜同时烹煮，因为菠菜中含有草酸，它可以与钙相结合生成草酸钙结合物，妨碍人体对钙的吸收。豆制品若与肉类同烹，则会味道可口，营养丰富。

动物骨头

动物骨头里 80% 以上都是钙，但是这些钙不溶于水，难以吸收，因此在用骨头制作成食物时可以事先敲碎它，加醋后用文火慢煮，吃时去掉浮油，放些青菜即可做成一道美味鲜汤。鱼骨也能补钙，但要注意选择合适的做法，比如干炸鱼、焖酥鱼都能使鱼骨酥软，更方便钙质吸收，而且鱼骨可以直接食用。

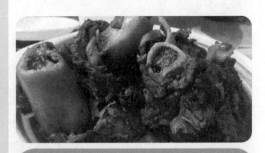

动物骨头除含有蛋白质、脂肪、维生素外，还含有大量磷酸钙、骨胶原、骨黏蛋白等，是老年朋友食物补钙不可缺少的食物

蔬菜

蔬菜中也有许多高钙的品种。雪里蕻（hóng）100 克含钙 230 毫克；小白菜、油菜、茴香、芫荽（也称香菜）、芹菜等每 100 克里的钙含量也在 150 毫克左右。这些绿叶蔬菜每天吃上 250 克就可补钙 400 毫克。

蔬菜中的菠菜、苋菜、蕹菜、竹笋、洋葱、茭白，含钙丰富，极适合老年朋友食用

老年人补钙要注意食物的搭配，以上这些食物不一定适合每一位老年人，有些老年朋友可能会对其中一些食物不适应，这时就要根据自身情况及时调整。

"迈开自己的腿"加强体育锻炼

"骨质疏松"是随着老年朋友的身体机能下降，容易对身体健康产生影响的常见症状。只要我们科学认识老年"骨质疏松"的诱因，合理地安排好自己的生活饮食，多参加一些阳光下的户外运动，参与力所能及的体育锻炼，就可以避免因"骨质疏松"给我们晚年身体健康带来的诸多不便。

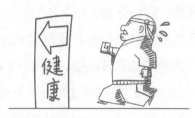

老年朋友为了健康要迈开自己的腿，坚持参加户外体育锻炼

老年朋友防治"骨质疏松"，建立正确的生活习惯很重要。也就是说，老年朋友如果能调理好"吃的问题"，解决好阳光下的"运动问题"，就可以有效地预防老年骨质疏松，尽享生活的愉悦和快乐了！那么，体育锻炼对老年朋友预防与治疗骨质疏松有哪些帮助呢？

从一张没有药物的"处方"说起

故事梗概

白大姐是一位中学老师，也是学校能歌善舞的文艺骨干。退休后她并没有把自己封闭在家中休息，而是充分发挥自己的文艺特长，每天早上和傍晚组织一群退休老人在小区的休闲广场上，教大家跳各种民族舞。大家不仅形成了固定的娱乐生活方式，在

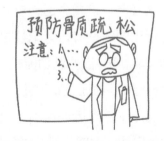

"运动处方"就是医生根据老年朋友的身体状况，给予的科学运动锻炼的健康指导

白大姐的努力下，还参加了一些民族舞比赛，取得了不俗的成绩。正当大家踌躇满志，准备参加全国性的比赛时，白大姐越来越感觉到体力不支，经常腰酸背疼，四肢乏力。在女儿的陪同下，她去医院做身体检查。做完骨密度测定后，医生发现她有严重的骨质疏松。当医生介绍完这种病症的原因与后果时，一家人都紧张地看着医生。医生开了两张处方，并叮嘱白大姐和家人一定要保管好。当白大姐的女儿接过处方准备去拿药时，却发现两张处方上都没有药名，这让一家人纳闷了。此时医生微微一笑，解释说："这是两副'运动处方'，白老师所患的'骨质疏松'是老年人的常见病症，只要她合理地调剂膳食，按照'处方'上的运动方法，坚持合理的体育锻炼，病症就会好转的。"一家人就这样半信半疑地离开了医院。

故事解惑

医生给白大姐开出的"运动处方"，是一种非医药治疗骨质疏松的科学方法。以往对患有骨质疏松的老年朋友，医生经常根据引起骨质疏松的不同原因使用药物治疗，但长期以来，发现药物对治疗骨质疏松并不十分有效。如今，科学家们已经充分意识到，运动疗法对防治骨质疏松症可以起到药物不能替代的作用。所以，医生通过一系列的身体检查之后，给白大姐开出了符合她身体生理基础状况的"有氧运动"和"力量锻炼"两张处方。

医生在制订这两张运动处方前，首先对白大姐进行了健康检查，以确定她是否是运动的适宜者，有无禁忌症；其次，检测和评定了她对运动负荷的承受能力和体能状况，以心肺功能检测为主，进行安静和运动状态下的生理功能检测，主要进行心率、血压、肺活量、力量、耐力、速度和灵敏度等身体素质指标检测；最后，制定了包含运动目的、项目、强度、时间、频率的详细安排，并在实行过程中提出请她定期到医院进行检查和修正，以保证锻炼的效果。

白大姐的"运动处方"

话说白大姐拿着处方半信半疑地离开了医院，回到家开始了按方"用药"的治疗。那么，医生给白大姐开出的是两张什么样的"运动处方"呢？

第一张处方——有氧运动

有氧运动：步行

运动频率：每周 3 ~ 5 天

运动时间：每次 30 ~ 40 分钟

运动强度：40% ~ 70% 最大心率（女性最大心率 =220 － 年龄，白大姐当时刚好 60 岁，所以最大心率为 160 次 / 分钟，而需要达到的运动强度就是运动时心率达到 64 ~ 112 次 / 分钟）

第二张处方——力量训练

● 周一练胸部："哑铃飞鸟" 8 ~ 12 次，3 组

【要领】仰卧在平地或凳子上，双手持哑铃居胸部两侧，拳心向内相对，慢慢展开至上臂与地面平行，然后用力向中间夹，动作就像拥抱爱人一样。

● 周三练腰背部："山羊挺身" 12 ~ 15 次，3 组

【要领】双腿站立与肩同宽，双手交叉放头后，上身挺直并下降至与地面平行，用力挺起至站直。

● 周五练腿臀部：直腿硬拉 10 ~ 15 次，3 组

【要领】双手持哑铃或杠铃，双腿站立与肩同宽，腿要直，挺胸收腹，上身慢慢下降到与地面平行或更低，使劲拉起哑铃或杠铃，直至身体完全挺直。

两张"运动处方"的目的

目的一：通过"有氧运动"和力量性的锻炼，使全身的骨骼都受到均匀、持久的应力、足够的张力和拉力，防止进一步的"废用性"退化。

目的二：通过有节律和有强度的运动刺激骨组织，增加血中雌二醇的浓度，保持正常的性腺功能，加快骨形成和钙沉积的速度，减少钙的丢失，预防因骨质疏松症引起的骨折发生。

预防"骨质疏松"的主要体育锻炼方法

科学研究证明，体育锻炼预防和治疗"骨质疏松症"的主要机制，是由于体育锻炼可使细胞内的钙库——线粒体内的钙提高132%，同时使促进钙吸收的维生素D浓度增加。通过体育锻炼，可以改善人体骨骼系统的血液循环和代谢，减少骨质中钙盐的脱落，同时又能改善人体内分泌功能，使性激素增加，增强骨质代谢功能。因此，通过体育锻炼可以防治老年人骨质疏松症的发生。

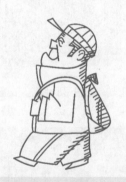

健步走被誉为中老年"健康、时尚、经济"的户外有氧运动

体育锻炼的方法可谓是包罗万象，老年朋友应根据自身的身体基础和健康状况，在医生的指导下，合理地选择预防骨质疏松症的体育锻炼方法。一般来讲，老年朋友预防骨质疏松的体育锻炼方法，主要分为以下三类。

有氧运动

适合老年朋友有氧运动锻炼的方法包括：健步走（比正常行走略快）、慢跑、骑自行车、游泳、跳舞等。这类有氧运动可以锻炼老年朋友下肢及脊柱下部的骨骼，减少骨骼矿物质的流失。同时，这类运动方法对于已患有骨质疏松的老年朋友，或者因骨质疏松而导致骨折恢复期的患者，都比较适合。

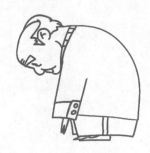

拉伸，是老年朋友有氧锻炼不可缺少的运动方法

柔韧性运动

适合老年朋友柔韧性运动的锻炼方法包括：肌肉拉伸、各关节正反方向的伸展练习，以及有助于身体平衡、防止肌肉损伤的拉伸练习等。老年朋友有氧运动前，先进行 15 ~ 20 分钟的拉伸活动，既可以防止在有氧运动中肌肉损伤，又达到对身体肌肉柔韧性的锻炼目的。

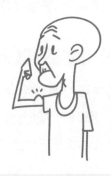

力所能及的肌肉力量锻炼，是老年朋友防止骨质疏松的有效锻炼方法

肌肉力量锻炼

老年朋友进行肌肉力量锻炼，可以防止肌肉萎缩，促进成骨细胞代谢，增加骨细胞的生成。适合老年朋友肌肉力量锻炼的方法主要包括深蹲、俯卧撑、有氧健身器械练习，以及小负荷的手握哑铃上举、扩胸、仰卧起坐、划船等。

每个老年朋友身体基础状况不同，生活环境也千差万别，参加体育锻炼和户外运动也有不同的局限性，可以根据自身的条件选择适合自己的运动项目。而对于已经患有骨质疏松的老年朋友，在进行体育锻炼时一定要注意循序渐进，持之以恒，切忌盲目进行剧烈运动，否则会造成身体的伤害，甚至引起骨折。

预防骨质疏松我们还需做到哪些?

骨质疏松对于老年朋友来讲,是随着身体机能的下降、生理机能渐行性衰退和体内的微量元素吸收与代谢功能失调等一系列原因逐渐发生的。但是,只要我们建立合理的膳食结构,坚持户外体育锻炼,骨质疏松并非不可预防。老年朋友除了"走进阳光"(多晒太阳)、建立合理的膳食结构、加强体育锻炼之外,还要注意哪些问题呢?下面给老年朋友一些建议。

不要让不良生活嗜好成为身体健康的"拦路虎"

良好的生活习惯会给老年朋友的生活带来愉悦感和幸福感,有利于身体健康。而不良的生活嗜好,则会给老人的晚年生活带来诸多麻烦,影响晚年生活质量,也容易产生各种疾病,成为影响我们身体健康的"拦路虎"。

吸烟——老人身体健康的第一"杀手"

吸烟对人体健康的影响,可谓是人人皆知。也许一支烟不至于使人丧命,但长期吸烟必定不利健康。由于老年人各项身体机能的渐进性减退,吸烟对身体的伤害会更加严重,长期吸烟将会产生以下危害。

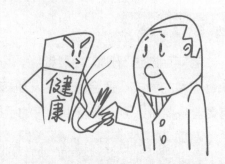

吸烟,就是缩短自己的生命旅程

导致智力下降

长期吸烟，造成大量有害物质（尤其是烟碱、焦油）进入血液，引起椎间盘血管收缩，血供下降，进而伤害骨髓及腰椎间盘。

导致智力下降

由于长期吸烟会引起血黏度升高，当其达到一定阈值时，机体便处于危机之中，自动调节的能力下降，易导致中风的发生，吸烟是导致老人中风最危险的因素之一。

导致智力下降

虽说老年人智力下降是常见的，但吸烟的老人智力衰退的程度是未曾吸烟者或已戒烟者的4倍。

酗酒——老人身体健康的"雷区"

适量饮酒对身体有好处，但是如果喝酒过量就会对身体产生危害了。尤其是对于老人来说，倘若嗜酒如命，每天都酗酒，就容易产生各种突发性疾病危及生命。老年人酗酒会对身体健康产生什么影响呢？

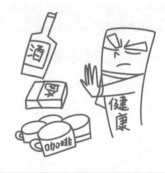

老人"酗酒"是生命健康的"雷区"

导致肝功能下降

老人酗酒会影响脂肪代谢，减慢脂肪酸氧化，肝脏脂肪合成增多，使血清中甘油三酯含量增高，可损伤肝细胞，进而可致酒精性肝炎及肝硬化，以及增大发生甘油三酯血症的可能性。

易造成营养素缺乏

老人长期过量饮酒可影响营养素的吸收，导致多种营养素缺乏。因为过量饮酒使食欲下降，减少了其他含有多种重要营养素（如蛋白质、维生素、矿物质）食物的摄入。过量饮酒还会损伤消化道黏膜，影响对营养素的消化吸收，甚至诱发急性胃炎和急性胰腺炎。

损害神经系统

老人长期过量饮酒，对记忆力、注意力、判断力及情绪反应都有不可逆转的严重损害。饮酒太多会造成口齿不清，视线模糊，失去平衡力，甚至引发暴力事故，对个人健康及社会安定都有害。

🚫 咖啡—— 适量促健康，过量害身体

咖啡、茶、可可被称为世界三大饮料。传说有一位牧羊人，在牧羊的时候，偶然发现他的羊蹦蹦跳跳手舞足蹈，兴奋异常，仔细一看，原来羊是吃了一种红色的果子才导致举止滑稽怪异。牧羊人试着采了一些这种红果子回去熬煮，没想到满室芳香，熬成的汁液喝下以后更是精神振奋，神清气爽。从此，这种果实——咖啡就被作为一种提神醒脑的饮料，且颇受好评。

咖啡芳香的味道与特殊的提神醒脑作用，的确令人喜欢，但是，咖啡的成分却存在着一些不为人知的秘密，这些成分对有些人来说，是非常不适合饮用的。

比如咖啡因是咖啡所有成分中最广为人知的。咖啡因会影响人体脑部、心脏、血管、胃肠、肌肉及肾脏等各部位，适量的咖啡因会刺激大脑皮质，促进感觉判断、记忆、感情活动，让心肌机能变得较活泼、血管扩张、血液循环增强并提高新陈代谢机能等。但是，如果过量饮用咖啡，尤其是老年人经常饮用浓咖啡，就会严重影响老人的健康。

下面给大家介绍一个小故事。

老王已退休多年，身体还算健康，除了有点血压高之外，身体没有其他毛病。按照老王的话说自己"一辈子不吸烟、不喝酒，就喜欢早上喝咖啡"。前一段时间老王身体感觉不舒服，胸闷、无力，有时还伴有心慌，于是在儿子的陪伴下来到医院检查身体。通过各项检查，医生诊断说老王得了冠心病。一问老王的生活起居与饮食习惯，发现问题就出在常年养成的天天喝咖啡的生活习惯上。由于咖啡中的咖啡因具有促进血脂升高的作用，在饮后三小时人体血液中的游离脂肪酸增加，同时血糖、乳酸、丙酮酸都会升高。对于老年人来说，长期喝咖啡会促使动脉血管硬化，引起老年冠心病。于是，医生建议老王减少每天喝咖啡的量，并逐步戒掉喝咖啡的生活习惯。

喝咖啡，固然是一种雅致的生活习惯，适量喝咖啡也有利于健康，但是对于老年朋友来说，一定要根据自身的健康基础，科学适量地饮用咖啡。老年朋友应注意，咖啡不一定是我们晚年生活的"伴侣"，也可能是我们身体健康不可触及的"雷区"。建议身体有如下症状的老年朋友，及时放弃饮用咖啡的习惯。

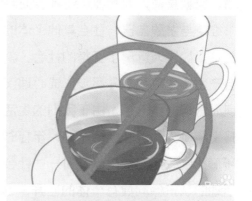

不是所有人都适合喝咖啡，尤其是患有高血压、冠心病、动脉硬化等病的老年朋友，要严格控制喝咖啡

01

患高血压、冠心病、动脉硬化等症状的老年朋友。长期或大量饮用咖啡，可引发心血管疾病。

02

缺钙的老年朋友。咖啡会减少钙质吸收，引起老年人骨质疏松。尤其是妇女绝经后，每天需要加十倍的钙量，而喝咖啡将加速钙的流失。

03

患有胃病的老年朋友。长期或过量饮用咖啡，可引起胃病的进一步恶化。

04

身体缺乏维生素 B1 的老年朋友。喝咖啡对保持神经系统的平衡和稳定有破坏作用。

不要让"我不会"成为影响老人参加身体锻炼的"口头禅"

人是具有社会化属性的高级动物。也就是说，人需要通过社会交流来维持与发展自己与社会其他个体的关系。如果人远离了正常的社会，就会产生心理孤独，并逐步形成心理疾病而影响身体健康。由于我们的生活环境与个人的成长经历不同，年轻时所形成的生活习惯，以及对一些社会活动的认识倾向具有个体的差异，也就是我们经常听到的一些老年朋友常说的"年轻时的习惯到了上年纪就不想改变它了"。比如，有些老年朋友

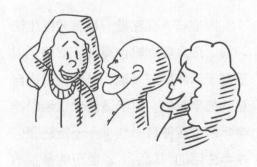

老年朋友不要以"我不会"或者"我不喜欢"，拒绝别人的邀请或孩子们对参加各种体育健身活动的安排

由于年轻时不喜欢参加户外体育活动，到了退休以后，经常会以"我不会"或者"我不喜欢"，拒绝别人的邀请或孩子们的安排，时间久了，也就形成了自我封闭，这种状态对老年朋友的晚年生活与身体健康是极为不利的。

故事　"是太极拳帮助我改变了退休生活"

李姐退休前从事图书馆档案工作，老伴因病走得早，加之她年轻时不擅长体育活动，户外活动参与也很少，退休以后参与户外活动和与人交流就更少了。虽说李姐也尝试着做一些体育锻炼，但不得要领与方法，并且认为都这么大年纪了再学东西，感觉不好意思。前不久儿子将李姐接到新居，房子虽大了，屋外的环境也好了，但是，李姐感觉并不舒心，一天到晚只有儿子下班回到家才能与儿子说说话，单一的生活让李姐孤独苦

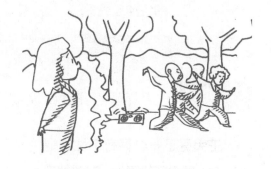

太极拳改变了李姐的退休生活，使她不仅增强了体质，也拓展了社会交往

闷。一天早上，李姐一个人在户外遛弯儿散步，看到不远处有一些老年朋友在打太极拳，还伴有悠扬的音乐伴奏。李姐本想走过去看看，但想到自己与这些老人又不认识，不好意思打扰人家，所以就想绕道走开。"大姐！您是新搬来的吧？来吧，大家一起学吧。"练习太极拳中的一位大姐主动与李姐打招呼，原来这些老人都是住在同一个小区的，与李姐的情况都非常相似。于是，李姐抱着试试看的想法也加入了这个老人太极拳晨练的行列，从此李姐单一的生活开始出现了变化。虽说这是一个老人晨练自发的"松散组织"，但是用李姐的话说，"是太极拳的晨练打开了我晚年生活的另一扇窗，改变了我的退休生活"。李姐不仅突破了早年不擅长体育的心理影响，还通过与本不相识的老年人相处与交流，使自己的生活内容与交际范围也拓展了，生活的情趣也大大提高了。

　　故事中的李姐对生活在现代都市中的老年朋友来说带有普遍性，年轻时不擅长户外运动，退休后又较少与他人交流，参加户外体育活动也是简单的伸伸胳膊伸伸腿，方式与内容都简单封闭，加之老人各项生理机能的渐进式衰退，时间一长老人就会陷入孤独、单一、缺少交流的生活状态中。这对老人的身体与心理都会造成不良的影响，时间长了就容易产生因心理因素而诱发的各种疾病。

故事 　"老年健身舞让我焕发了青春"

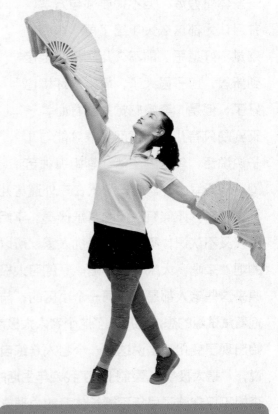

　　王大哥是一个很有个性的退休老人，喜欢养花种草，对参加户外活动不屑一顾。他认为自己养花种草也是在户外，也属于户外运动了，看到与自己同龄的老哥哥老姐姐们整天在广场上跳舞，更是有不同看法。当孩子们也想让老父亲参加老人健身舞锻炼时，王大哥颇有说法："年轻时就不会唱歌跳舞，现在让我去学跳舞，我拉不开这个脸面。"

　　有一天，王大哥在电视上看到熟悉的老同志参加市里老人舞蹈比赛获奖的消息，看看这些同龄老人的身体形态与精神面貌，相比之下感觉自己不仅苍老，而

让老年健身舞跳出我们精彩的夕阳红

且弯腰驼背的老年人常见生理现象在自己身上已经出现了。于是，王大哥拿起电话联系昔日熟悉的老同志，表达了也想试试学老人健身舞的想法。简单沟通之后，第二天王大哥就来到了老人们聚集跳舞的地方，看到许多往日自己熟悉的面孔。看看人家的精神面貌，再看看自己，王大哥有点儿不好意思。昔日老哥哥老姐姐们看出了王大哥的顾虑，就一起过来与王大哥聊了起来。这一聊王大哥才知道，这些跳舞获奖的老人与自己一样，年轻时都不会跳舞，也是在退休之后才开始学习老人健身舞的。此时王大哥似乎也找到自信，在其他老人的带动下，一招一式地开始学习了老人健身舞。从那以后，王大哥不仅坚持每天参加老人健身舞锻炼，而且经常把参加舞蹈锻炼的老人们邀请到家里交流种花养草的经验，做起了种花咨询顾问。孩子们看到老父亲的生活内容多了、交际广了、笑声多了，精神面貌也大不一样了，全家人甭提有多高兴了。王大哥每次说起老人健身舞的事儿，就情不自禁地说"是老年健身舞让我又焕发了青春"。

在当今林林总总、花样翻新的众多老人户外体育运动中，老人健身舞何以受到众多老年人的青睐？这固然与其丰富的内涵、不同的风格和集体育、音乐、舞蹈于一体的运动方式有关，但更重要的是，老人健身舞有针对老年人生理、心理、社会交往和防病治病等方面特点的独特设计和健身悦心的锻炼效果，这是吸引数以万计的老人乐此不疲的关键所在。

故事中的王大哥最初对老人健身舞的排斥，一方面来自年轻时被"固化"的生活方式，不会唱歌不会跳舞，另一方面也与自己对养花种草的户外活动就代表了健身的错误认识有关。有许多老年朋友都存在类似的认识，认为参加了户外活动就等于身体锻炼了，把劳动与锻炼的不同功能混淆了。老年朋友应该改变这种认识，劳动属于体力活动，体育锻炼才是老年朋友进一步需要的健心健体的活动。

老年朋友身体形态与体育锻炼
"如实说"

结尾的话

　　随着年龄的增长，老年人身体机能的渐进性衰退是一种自然规律。而老人骨质疏松症往往是导致老年人身体形态变化的主要原因，也是诱发多种老年性疾病的主要原因之一。预防骨质疏松症，一方面要在医生的嘱咐下合理补钙，另一方面要建立合理的膳食结构，通过"食疗"来补充人体所需要的钙。更重要的是，老年人要通过"走进阳光"，参加户外体育运动锻炼，促进钙质的吸收与转化。因此，"阳光＋运动＋合理膳食＝远离骨质疏松"。

诗云

骨质疏松常见症，

科学防治不惶恐。

药补还要用食疗，

阳光促进钙合成。

勿忘锻炼出功效，

身心健康有门道。

不良嗜好尽早戒，

夕阳生活无限好。

02

老年朋友身体机能与体育锻炼"科学说"

开头的话

人体最基本的单位是细胞，小小的细胞分化构成了不同的生理器官，人体是一个由不同器官协同组成的统一复杂系统。按照人类身体机能不同器官系统的功能可分为：运动系统、神经系统、内分泌系统、循环系统、呼吸系统、消化系统、泌尿系统和生殖系统。这些系统协调配合，使人体内各种复杂的生命活动正常进行。不少老年朋友对自己各身体系统的机能和作用不够熟悉，在日常生活与体育锻炼时，往往做出事与愿违的事情，对身体造成了不良的影响。

本部分在向老年朋友介绍身体各系统的机能与作用的同时，着重介绍如何通过体育锻炼与科学养生来维持身体机能的正常运转，提高老年朋友的健康水平。

身体机能知多少？

我国北宋大文豪苏轼，有一篇著名的七言绝句《题西林壁》，想必不少老年朋友都熟悉。

> 横看成岭侧成峰，远近高低各不同。
>
> 不识庐山真面目，只缘身在此山中。

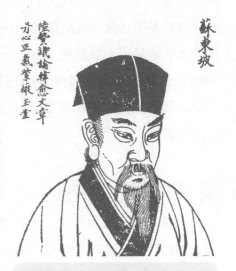

苏轼在游观庐山后，对庐山变化多姿的面貌进行了惟妙惟肖的描述，同时也借景抒理，道出了观察问题应客观全面，如果主观片面，则得不出正确结论的道理。在日常生活中，我们往往都会有主观片面认知错误的时候。比如，由于我们对自己身体各系统的机能和作用认知不全，以致一些日常生活习惯和体育锻炼方法对身体造成不利影响。

苏轼，字子瞻，又字和仲，号东坡居士，眉州眉山（今四川眉山市）人，中国北宋文豪。其诗、词、赋、散文皆成就极高，且善书法和绘画，是中国文学艺术史上罕见的全才，也是中国数千年历史上被公认文学艺术造诣最杰出的大家之一

下面咱们就一起来探索一下老年朋友们身体的奥秘。

大脑——"2% 的重量，25% 的耗氧量"

大脑是人体中枢神经系统的指挥官，是控制人的各种运动、产生感觉以及实现思考功能的神经中枢。我们的大脑就像一个巨大的信息库，一个人脑储存信息的容量相当于 1 万个藏书为 1000 万册的图书馆。我们的大脑由约 140 亿个细胞构成，每天会有约 10 万个脑细胞死亡（越不用脑，脑细胞死亡越多）。

大脑的主要成分是水，约占80%，重量只占人体体重的2%，但是其耗氧量可达全身耗氧量的25%，血流量占心脏输出血量的15%，一天内流经大脑的血液就有约2000升。可见，我们的大脑对氧和血液的依赖性非常高。

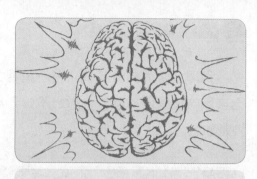

大脑是人体中枢神经系统的指挥官

▶ 老年人为什么会健忘？

大脑是人类最为珍贵、不可替代的资源和财富。本来上了年纪的人，都该是智者。因为老年朋友的知识、阅历、经验、对事物的认识等，应该是最成熟、最丰富、最有成效的。然而，不少老年朋友随着年龄增长出现了脑力衰退的现象，如记忆力下降、认知功能减退、判断力下降，严重的还会出现语言障碍、思维能力障碍，甚至行为、性格发生变异等。是什么原因导致老年人出现这些症状呢？

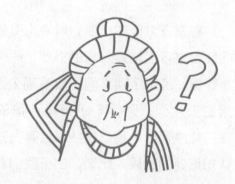

我怎么又忘记了？

遗传因素

遗传因素对人的影响是广泛的，能导致多种疾病或生理异常现象，对智力的影响亦不例外。比如在同一家族里，许多人进入老龄后，甚至在中年时期就出现记忆力减退、智力下降等现象，这大都是由家族遗传性因素所造成的老年痴呆症。

疾病因素

　　中老年常见的动脉硬化、高血压、糖尿病等疾病，影响脑细胞的营养供给，使脑细胞活力不足，进而阻碍大脑神经系统的正常运行，出现智力下降、记忆衰退等现象，严重者还会导致老年痴呆。

自我意识

　　由于生理机能的渐进性衰退，许多老年朋友觉得人老了，一切都不行了，平时懒得动脑用脑，致使大脑长期处于抑制状态，脑细胞缺少刺激，脑功能得不到利用和强化，造成脑功能逐渐老化、衰变。再加上老年人在生理和感官上发生一系列障碍，如腿脚不便，听力、视力下降等，使得老人减少了与外界的接触，加速了智力的衰退。

常见的老年神经系统疾病

脑卒中

　　脑卒中俗称"脑中风"，是一种突然发病的脑血液循环障碍性疾病。它是因各种诱发因素引起脑内动脉狭窄、闭塞或破裂而出现的急性脑血液循环障碍，造成一次性或永久性脑功能障碍。

老年性痴呆

　　老年性痴呆学名"阿尔茨海默病"，是一种中枢神经系统变性病，主要表现为渐进性记忆障碍、认知功能障碍、人格改变及语言障碍，以及神经精神失常等症状，严重影响社交、职业与生活功能。年龄越大发病越多，而且发病很隐匿。早期以记性减退为首要症状，以后逐渐出现智力低下、计算不全、出门回不了家、行为幼稚等症状。

帕金森病

　　这种病也称为"震颤麻痹"，是中老年朋友常见的一种神经系统变性疾病。随年龄增高，发病率也会增高。患者通常表现为静止性震颤、动作迟缓及减少、肌张力增高、姿势不稳等特征。主要病因多为神经细胞的退行性病变。

▶ 预防老年人神经系统疾病需"补脑"更要"健脑"

"脑白金"是健脑、补脑的"白金"吗？

许多老年朋友说起补脑首先想到的就是电视广告里讲到的"脑白金"。"脑白金"对老年朋友真的具有健脑、补脑的功能吗？

"脑白金"的主要成分是"褪黑素"。褪黑素是大脑分泌的一种激素，有控制人体睡眠节律的作用。如果大脑内褪黑素分泌不足，就会产生失眠或睡眠不足的情况。老年朋友通过补充褪黑素可以改善睡眠，缩短入睡时间，改善睡眠质量，减少睡眠中觉醒次数。此外，褪黑素除了对改善睡眠节律和睡眠质量的功能外，还具有调节免疫力、抗肿瘤的生理功能。因此，褪黑素被广泛运用于国内外生物保健品之中，对抗衰老、调节免疫和内分泌、抗肿瘤等，具有生物保健作用。但是，患有心脑血管疾病的老年朋友或肝肾功能不全及酒精过敏者，不适宜使用褪黑素。

对于老年朋友来说，预防老年性脑疾（如帕金森症、老年痴呆、脑血栓、脑动脉硬化等），单靠保健品的补脑方法是不可取的，通过调剂与控制饮食结构，积极参加户外有氧体育锻炼，在科学意识的支配下建立良好的生活习惯，才是预防老年性脑疾最重要也是最有效的健脑方法。

▶ 老年朋友应如何健脑呢?

控制与调剂饮食

预防各种老年性脑疾,控制与调剂饮食结构是最经济和常态性的方法。哪些食物有助于老年人健脑和预防脑疾病呢?

健脑食物

种类	主要成分	功效
核桃	富含不饱和脂肪酸,被公认为是中国传统的健脑益智食品	具有营养大脑、增强记忆、消除脑疲劳等作用,但不能过量食用,过量食用会出现大便干燥、鼻出血等情况
牛奶	富含优质蛋白质、核黄素、钾、钙、磷、维生素 B12、维生素 D 等	为大脑提供所需的多种营养
海带	富含亚油酸、卵磷脂等营养成分	有健脑的功能,海带等海藻类食物中的碘类物质,更是大脑中不可缺少的元素
芝麻	富含蛋白质、脂肪、矿物质及维生素	具有促进细胞分裂和延缓衰老的功效,能促进胆固醇代谢,有助于消除动脉血管壁上的胆固醇沉积
鸡蛋	是优质蛋白质,鸡蛋黄含有丰富的卵磷脂、甘油三酯、胆固醇和卵黄素	对神经发育有重要作用,有增强记忆力、健脑益智的功效
葵花籽	富含铁、锌、钾、镁等微量元素以及维生素 E	促进大脑思维敏捷、增强记忆力
香蕉	含有称为"智慧之盐"的磷,富含色氨酸和维生素 B6 和矿物质,特别是钾离子的含量较高	常吃有健脑的作用
鱼	富含优质蛋白质和丰富的卵磷脂,以及不饱和脂肪酸 -3	鱼头中的卵磷脂是人脑中神经递质的重要来源,可增强人的记忆、思维和分析能力,并能控制脑细胞的退化,延缓衰老;鱼肉中的不饱和脂肪 -3,对大脑和眼睛的正常发育尤为重要
南瓜	富含 β - 胡萝卜素、维生素 A、维生素 C、锌、钾和纤维素	有清心醒脑的功能,可治疗头晕、心烦、口渴等阴虚火旺病症,也是治疗神经衰弱、记忆力减退的重要食材

此外，老年朋友还应注意减少高脂（脂肪含量较多的食品）、高盐（偏咸食品）、高糖（含糖量过高的食品）、高油（反复经过高温炸、炒的食品）等食物的摄入，以减少对脑血管硬化的不良作用。

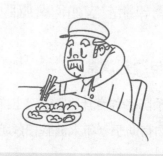

老年人应多吃健脑的食物

加强体育运动锻炼

老年朋友经常从事体育锻炼，或选择对神经系统功能有针对性的锻炼方法，不仅可以使自身的健康状况得到改善，而且也能最大程度地提高避免老年神经系统疾病发生和发展的概率。那么体育锻炼对预防老年朋友的神经系统疾病有哪些作用呢？下面给大家介绍一下。

可以加强和维护大脑半球功能的均衡

我们的大脑右半球是主管形象思维、直觉思维、发散思维的控制中枢，而左半球是主管语言和抽象思维的神经中枢。老年朋友经常参加体育锻炼不仅可以使自己的视知觉、识别空间、想象等能力得以提高，而且能使人的抽象思维能力得到提高，使大脑左右半球的均衡性得到互补和功

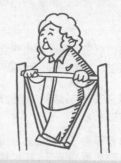

老年朋友参加体育锻炼，可以加强和维护大脑半球的均衡性

能锻炼。尤其是有氧运动锻炼，不仅可以激活脑细胞，而且对老年朋友们大脑左半球的语言功能，可以得到有效的功能维护与锻炼，对预防老年痴呆具有积极的作用。

可以增强大脑分析器的敏感度

我们人类认识、分析和判别外界信号的刺激，是大脑神经系统的重要机能活动，这种机能活动就是由大脑分析器来完成的。老年朋友经常参与体育锻炼，能维护和增强大脑神经系统分析器对身体内外信息分析、判断的能力，提高神经系统对身体机能的支配、协调和反应能力。

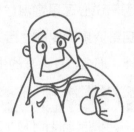

体育锻炼可以增强老年朋友对身体内外信息分析、判断的能力

可以改善神经系统的调节功能

人体的结构与功能是一个复杂的系统，由于老年朋友身体机能渐进性的衰退，人体内各器官、系统之间的功能协调能力也会下降。但是，如果老年朋友们经常参加体育锻炼，不仅可以改善体内各器官的功能，延缓渐进性功能衰退，还可以维护和增强老年朋友神经系统的调节功能。

建立良好的生活习惯

很多研究证明，进入老年（离退休）是人生的一个大的转折，这一转折将给老人们的心理状态、生理机能、生活规律、饮食起居、人际关系、社会交往等带来很大变化，其中以心理变化更为突出，对老年朋友也最为重要。如果老年朋友产生失落、孤独、

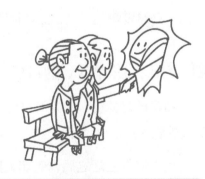

建立良好和谐的人际关系，是老年朋友心理健康的基础

易怒、悲观等不良情绪，必将直接导致食欲减退、睡眠不好、免疫机能下降、老年性疾病加重，尤其是老年人最常见的神经系统疾病。

人们常说心理是客观世界在人的大脑中的反映。如果老年朋友有意识地建立符合自身健康需要的生活方式，实际上就是对大脑神经系统的健康确立了良好的基础。那么，什么样的生活习惯才是有利于健康的呢？

良好的生活习惯	
老年朋友保持良好的心态	经常与邻居朋友交往
定时起睡且保证规律的睡眠时间	每天坚持适当的户外体育运动
尽量多培养自己的爱好	进食每餐七八成饱（特别是晚餐）
常吃家常便饭	早晨多喝白开水
进餐规律且品种多	每天进食早餐
不吸烟、少量饮酒	生活相对独立且体现自身价值

肌肉——身体运动的"核心"

我们人体有600多块肌肉，约占体重的40%。这600多块肌肉就像一个汽车的齿轮，在大脑神经系统的作用下，完成各种复杂的身体动作。而人体每完成一个动作，又是由骨、骨连接（包括韧带连接和软骨连接）和骨骼肌三部分协同完成的。其中骨骼肌附着于骨，经神经系统支配，通过收缩和舒张牵动骨头，并通过骨连接产生身体运动。

▶ 老年人肌肉运动的特点

科学研究发现，人进入50岁后骨骼肌重量平均每年减少1%～2%，60岁以上达到30%，80岁以上约50%。当肌肉减少30%时，将影响肌肉的正常功能。

进入老龄生活之后，老年人肌肉组织中的肌纤维横断面积就会变小，肌纤维数目减少，肌组织由脂肪组织或结蹄组织替代，肌肉萎缩以及肌肉疲劳会引起身体僵硬等。因此，我们经常听到身边的老人说自己浑身没力气，胳膊腿酸疼。

简单说，老年朋友的肌肉特点，主要体现在以下两个方面。

❶ 肌肉张力和耐力下降

肌肉张力，是指肌肉在松弛状态下的机械紧张度。肌肉耐力，则是指人体长时间进行持续肌肉工作的能力，也就是肌肉抗疲劳的能力。老年朋友随着年龄的增长，身体代谢能力的下降，尤其是肌肉的有氧代谢与无氧代谢能力下降，肌肉的张力和耐力也会随之下降。如果缺少锻炼，就更容易产生肌肉疲劳、易受伤，而且受伤后肌肉的修复和功能恢复期会延长。

··· 小常识 ···

人体肌肉的类别

骨骼肌 也称横纹肌，主要附着在骨骼上。肌细胞呈长圆柱状，为多核的细胞，一个肌细胞内可有100多个核，位于肌膜（肌细胞膜）的下面，在细胞质内有大量纵向平行排列的肌原纤维，是肌肉收缩的主要成分。骨骼肌一般受神经系统和意志支配，因此也叫随意肌。

心肌 是心脏所特有的肌肉组织，由心肌细胞组成。心肌除有收缩性、兴奋性和传导性外，还有自动的节律性。

平滑肌 广泛存在于人体各种内脏器官。平滑肌的活动不受意志支配，也称不随意肌。

❷ 肌肉弹性下降

随着年龄增长，老年朋友肌肉和韧带的弹性就会逐渐丧失，使关节的伸缩性与活动幅度降低，导致身体对外界的适应性下降并极容易造成肌肉和韧带的损伤。

▶ 合理补充蛋白质 + 体育锻炼 = 延缓老年肌肉流失

俗话说"人老先老腿"。随着年龄的增长，人进入 60 岁之后，肌肉丢失将达到 30%。我们常说的老腿，感觉腿的力量不够、支撑不住了，其实并不主要是骨骼的问题，而是肌肉的减少导致下肢乏力的结果，从老年的角度讲，这就叫老年性少肌症。那么，如何预防老人肌肉丢失所造成的"少肌症"呢？

合理补充蛋白质

蛋白质是人体生命的重要基础，尤其是对于维持老年人机体正常代谢、增强免疫力、延缓衰老方面均具有重要作用。但是老年人自身蛋白质合成能力受生理机能衰退的影响，分解多于合成。老年人对蛋白质的需要量反而要比青壮年高。因此，通过补充蛋白质，可以弥补老年朋友因自身合成能力下降而导致的蛋白质缺乏。但是，补充蛋白质必须在医生的指导下进行，否则，过量补充反而会对身体造成不良影响。

首先，补充的量要适当。身体虚弱、食欲较差和有慢性病的老年人，每日需要补充蛋白质 10~20 克。过量摄入蛋白质对机体有害，会影响肝肾功能，出现加速衰老等不良反应。

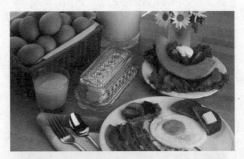

蛋、禽、鱼、牛奶、豆制品都含有老年朋友所需的蛋白质

其次，补充方法要"混搭"。补充蛋白质还是应该从日常饮食着手。禽蛋、鱼虾、瘦肉和豆制品等都富含优质蛋白，有的蛋白质之间还有一种神奇的"互补—增强"作用（即两种以上的蛋白质合并使用，可提高两者的营养价值）。如玉米、小米和大豆三种植物蛋白质混合组成的面食，其营养价值就明显提高，腊八粥也是极好的互补例子。日常饮食中摄入蛋白质不足者或者因身体进食原因需要补充蛋白质的老年朋友，应在医嘱的指导下适量补充蛋白粉。

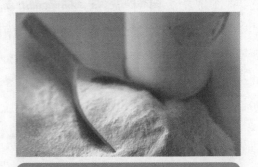

合理补充蛋白粉，可以延缓老年人衰老诱发的"少肌症"

积极参加体育锻炼

肌肉是身体力量的源泉。如果人体肌肉比例太少就会对身体造成诸多危害，而最直接的两点如下。

肥胖	加重关节负担
肌肉是人体代谢热量的主要场所，肌肉少则基础代谢低下，人就容易肥胖。特别是新陈代谢速度减慢的中老年人，如不锻炼肌肉，即使没有超重，也可能出现因体脂偏高导致的"三高"问题。	人体每块肌肉都有对应的肌肉附着点，肌肉和韧带附着在骨骼上，包裹、支撑着关系（骨连接），肌肉体积小，支撑能力弱，体重和外力就会直接压迫关节，对应关节就易受到损害。

因此，积极参加体育锻炼和合理补充蛋白质联合作用，可以提高老年朋友的肌肉合成率，帮助身体获得坚实的肌肉和力量，防止出现"三高"问题。

▶ 哪些体育锻炼有助于预防老年朋友肌肉流失（少肌症）？

老年朋友进行体育锻炼，一定要因人而异，选择适合自己身体健康水平的体育锻炼。比如，患严重高血压、冠心病、支气管炎等疾病的老年朋友就不适宜跑步锻炼。这些老年朋友在跑步时，机体耗氧量增加，易导致机体缺氧，诱发心肌梗塞或脑血管意外。而体形较胖的老年朋友，尤其是老年妇女朋友，由于体重较大，加之骨骼

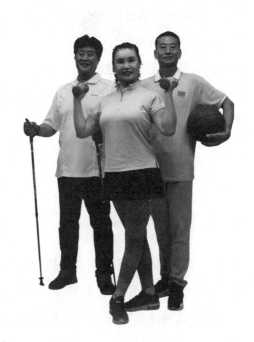

变脆、肌肉韧带变硬，若跑步锻炼，易致肌肉、肌腱、韧带损伤，因此也不适宜跑步锻炼。

那么，老年朋友应该怎样选择适合自己的体育锻炼呢？

拉伸性的肌肉锻炼

俗话说"筋长一寸，健康十年"。拉伸性的锻炼可以提高肌肉的柔韧性，而柔韧性的增加又可以提升肌肉运动的初长度，从而进一步提高相关肌群的总力量。老年朋友经常进行拉伸性锻炼，可以扩大老年朋友关节韧带的活动范围，有利于提高身体的灵活性和协调性，避免和减轻因跌倒等意外带来的损伤。通过肌肉拉伸还可以加速肌肉的恢复速度，延缓肌肉及韧带的衰老过程、推迟血管壁弹性降低和皮肤变得松弛的速度。

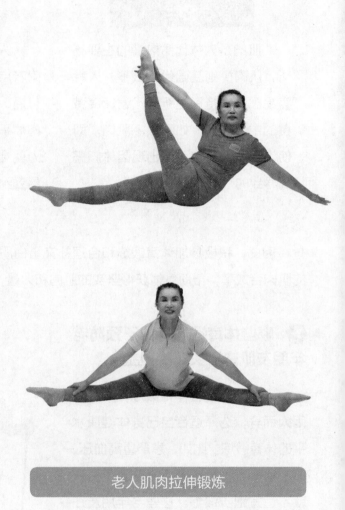

老人肌肉拉伸锻炼

节律性有氧体育锻炼

节律性有氧体育锻炼，是指老年朋友根据自身的身体机能水平，选择那些运动持续时间长（15~40分钟）、运动强度不大，而且有节奏感的体育锻炼方法。进行这类有氧体育锻炼时，身体吸入比平常多几倍的氧气，新陈代谢加快，使肌体营养物质充足，循环系统运作顺畅。老年朋友长期坚持节律性的有氧体育锻炼，能增加体内血红蛋白的数量，提高机体抵抗力，增强肌肉力量与弹性，还可减少肌肉丢失率延缓机能衰老，提高大脑皮质的工作效率和心肺功能，增加脂肪消耗，防止动脉硬化，降低心脑血管疾病的发病率，有益于身体健康。适合老年朋友节律性有氧体育锻炼的主要内容包括：健步走、柔力球、健身球操、游泳、气排球、太极拳、养生气功等。

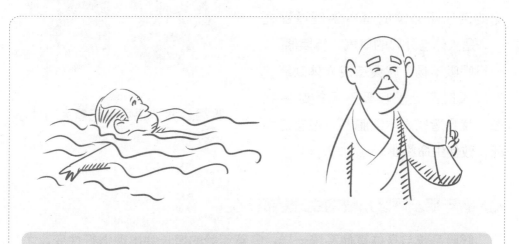

慢跑、健步走、游泳、骑单车、太极拳、武术、气功等，是非常适合老人开展的有氧锻炼的体育项目

小负荷负重肌肉力量锻炼

肌肉力量锻炼对老年朋友整体健康水平有着重要影响，良好的肌肉力量不仅可以增强关节的稳定性，提高老年朋友运动的平衡能力，降低跌倒和运动损伤的风险，还可以防止老年朋友肌肉流失（少肌症）的发生。科学研究表明，老年朋友长期坚持一定负荷的肌肉力量锻炼，可以有效地改善平衡能力，增加骨骼中矿物质的密度，降低骨质疏松的风险，有效控制肌肉萎缩和退行性变化。

呼吸系统——人体新陈代谢的"转换器"

呼吸，是指人体与外界环境之间的气体交换过程。人通过呼吸，从大气中摄取新陈代谢所需要的氧气（O_2）排出体内产生的二氧化碳（CO_2）。呼吸系统是维持机体新陈代谢和其他功能活动所必需的基本生理过程之一，是人体与外界的氧气"转换器"，一旦呼吸不畅，就会造成人体缺氧，如果长时间处于呼吸不畅的缺氧状态，就会造成人体细胞不可逆转的坏死，致使生命终止。

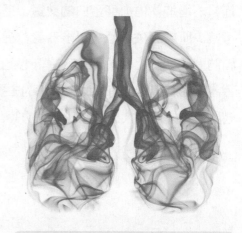

吸烟是危害呼吸系统最大的健康"杀手"

▶ 老年朋友呼吸系统的生理特征

呼吸系统与身体其他系统一样，随着年龄的增长会出现退行性变，尤其是 60 岁以后退化现象更加明显，同时也伴随其他脏器的功能减退，很容易导致慢性疾病的发生，并由此直接或间接地影响呼吸功能运行。老人呼吸系统退行性变的主要表现如下。

胸廓与膈肌形状变化

由于老年人骨质疏松引起脊柱退行性变和肋软骨钙化，导致肋骨活动度减少，使整个胸廓的活动度受到限制，顺应性明显下降。因此，老人呼吸深度也大大降低，其呼吸活动更多为较浅的快速呼吸。

呼吸肌、腺体萎缩

老年人的呼吸肌运动功能较年轻人大约平均降低 25%，导致肺活量和最大通气量等相应地减少。同时， 由于老年人鼻软骨弹性减弱，鼻尖下垂致使经鼻的气流阻力增加，使鼻腔对气流的滤过、加温、加湿的功能减退或丧失，呼吸道整体防御功能下降。

肺、呼吸道缩小，呼吸阻力增加

由于老年人肺组织的弹力纤维减少，使支气管和呼吸道阻力增加。再则，老年人肺泡壁弹力纤维减少、肺泡的回缩力减弱，以及肺泡壁周围的弹力纤维组织退行性萎缩，使肺泡壁断裂发生肺泡相互融合、肺泡数量减少致肺泡腔变大，容易发生老年人肺气肿或慢性阻塞性肺病。

▶ 老年朋友呼吸系统常见疾病

对于老年朋友来说，易发生呼吸系统疾病的原因主要有两个	
一是由于老年人呼吸道系统的退化性变化，黏膜逐渐萎缩；	二是不良的生活嗜好，如吸烟或长期吸入二手烟。

老年朋友呼吸系统的主要疾病有以下几种

感冒

由于呼吸系统功能及免疫力下降，老年朋友最容易感冒，并且还会因感冒而诱发支气管炎、肺炎，甚至继发肺脓肿。如果是已经患有肺部疾病的老年朋友，则会使原病情加重。而对于患有心脏病的老年朋友，感冒会使原有的心脏病恶化，进而诱发心绞痛、心功能不全等。因此，对于老年朋友来说，感冒绝不是一个小问题。

预防感冒的发生

| 一是平时加强体育锻炼，提高抵抗力； | 二是老年人平日要多注意天气的变化，适时添减衣服，避免着凉，季节转换时更应加倍小心，注意添减衣物； | 三是应尽量少去人较多的场所，以防被传染上感冒及其他病菌。 |

慢性支气管炎

慢性支气管炎，经常被人们称为"老慢支"，是气管、支气管黏膜及其周围组织的炎症。慢性支气管炎，潜伏期较长，而且早期症状轻微，多在冬季发作，春暖后缓解。后期症状加重并常年存在，形成慢性炎症并反复无常，可并发肺气肿和肺源性心脏病。因此，"老慢支"是危害老年朋友身体健康的一种严重的常见病、多发病。

老人吸烟是慢性支气管炎最重要的发病原因，因此戒烟是"老慢支"最为重要的预防措施。另外，减少在空气质量差的时候在户外活动，积极参加体育锻炼、增强体质、预防感冒，都有助于老人慢性支气管炎的预防。

老人支气管哮喘

老人支气管哮喘有两种情况

| 一种情况是60岁以前发病迁延至老年，称为早发老年哮喘； | 另一种情况是，患者60岁以后新发生哮喘,称为晚发老年哮喘。 |

主要病因是一种支气管中嗜酸性粒细胞病菌感染引起气管慢性炎症，造成气道阻塞症状，形成反复发作性喘息、呼吸困难、胸闷或咳嗽等，多发病在冬季。

预防老人支气管哮喘，首先是防止在冬季吸入寒冷和干燥的空气，在寒冷天气应尽量减少外出，外出时注意戴上防寒的围巾或口罩以护住嘴和鼻子，避免使呼吸道直接暴露在寒冷的空气中。此外，可在入冬之前注射流感疫苗。

肺结核

肺结核是一种严重的的呼吸道疾病。随着老年人免疫功能下降和衰退，肺结核的患病率也大大增长。因此，老年肺结核发生既有内源性（由人体内部因素产生或引起的疾病）因素，也有外源性（外部因素对人体发生的作用）再感染的诱发因素。而那些因不同原因引发老年朋友免疫功能低下、慢性酒精中毒、营养不良，以及患有矽肺、糖尿病、癌症、精神疾病的老年人更容易患肺结核。

肺结核的主要症状通常都会出现咳嗽发烧，严重的还会出现呼吸困难的症状，这些症状跟感冒的症状具有相似性。因此，老人若有与感冒相似的身体症状，要及时检查，早发现、早治疗。另外，肺结核主要是由人体感染了肺结核杆菌导致的，通常是通过患者咳嗽打喷嚏时所产生的飞沫来传播的。因此，老年朋友在冬季最好是少出门，要减少到人多、空气流通不畅的地方，在家中一定要经常开窗通风，尽量让日光照进室内，起到消毒杀菌的作用。此外，老年朋友在冬季要多吃一些高蛋白的食物和新鲜蔬菜、瓜果，补充人体的维生素和营养。还要根据老人自身的健康基础，积极参加体育锻炼，提高自身的免疫能力。

▶ **如何通过体育锻炼预防老年朋友呼吸系统疾病呢?**

老年朋友参加体育运动对呼吸系统有哪些好处呢?

增大肺活量

老年朋友参加体育运动可以增大肺活量。经常参加体育锻炼,特别是做一些伸展护胸运动,可使呼吸肌力量增强,胸廓扩大,有利于老年朋友肺组织功能延缓衰老,增强肺部对细菌侵入的抵抗能力。另外,体育锻炼时,经常性的深呼吸运动,也可促进肺活量的增长,促进肺部血液循环。

增加肺通气量

老年朋友参加体育运动可以增加肺通气量。老年朋友经常参加体育锻炼,可以使呼吸深度增强,以有效地增加肺的通气效率。由于在体育锻炼过程中,呼吸频率会加快,从而使运动时的肺通气量大大增加,呼吸深度也会增强。

增强氧利用能力

老年朋友参加体育运动可以增强氧利用能力。老年朋友经常参加体育锻炼不仅可以提高肺的通气能力,还可以提高机体利用氧的能力。由于体育锻炼时需氧气量会增加,使机体对氧的使用能力也会增强,减少了老年朋友因缺氧造成的呼吸系统免疫力的下降。

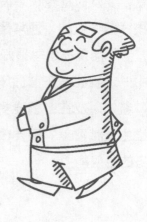

体育锻炼可增强老年朋友呼吸系统机能,减少呼吸疾病

预防老年朋友呼吸系统疾病，在选择体育锻炼时应该注意哪些问题呢？以下是给老年朋友的一些建议。

体育运动与针对性锻炼相结合 ●●●

体育运动，尤其是有氧运动，对老年朋友的呼吸系统的健康作用是非常显著的。当我们进行有氧运动时，人体需氧量会大量增加，这就需要加深呼吸以增加氧气的吸入量，加快肺内气体交换，之后氧气溶解在血液里，随着心脏搏动，被输送至全身各部位器官。在这个过程中，心肌在频繁收缩中得到锻炼，心脏的泵血功能也随之提高，同时肺部的吸氧功能也得到提高，肺循环水平也就增强了。因此，有氧运动对于老年朋友来说，是预防呼吸系统疾病非常有效的体育锻炼方法。比如慢跑、健步走、骑自行车、爬山、健康舞、太极拳等，都是老年朋友首选的户外有氧运动。

但是，由于身体机能有个体差异，因此，老年朋友除了积极参与有氧体育锻炼之外，还应当根据自身的健康情况，有针对性地选择专门的呼吸锻炼，比如坐姿或站姿的腹式呼吸，以及气功呼吸法等，使有氧运动锻炼和专门的呼吸锻炼相结合，起到相得益彰、相互促进的锻炼效果。

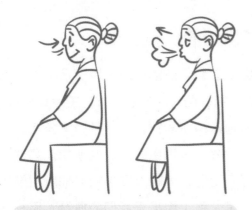

腹式呼吸法与胸式呼吸法相结合，有利于提高老年朋友的呼吸系统机能的健康

腹式呼吸法与胸式呼吸法相结合 ●●●

腹式呼吸是以膈肌运动为主，吸气时胸廓的上、下径增大，表现以腹部活动为主。而胸式呼吸，则是以肋间外肌舒缩引起肋骨和胸骨运动，吸气时胸廓前后、左右径增大，表现以胸部活动为主。

我们日常的呼吸方式多是以胸式呼吸为主，这种呼吸法，肺叶的肺泡只有少量在工作，大部分肺泡在"休息"，而通过腹式呼吸的针对性锻炼，扩大胸廓的扩张能力，可以促进呼吸通气量的改善。因此，老年朋友的呼吸锻炼一定要结合腹式呼吸的方法。腹式呼吸锻炼会增大膈肌的活动范围，从而增大肺通气量，改善肺呼吸功能。

呼吸的耐力锻炼与呼吸肌的力量锻炼相结合 ●●●

老年朋友呼吸系统功能的渐进性衰退，是导致老年慢性呼吸道疾病的主要原因。因此，通过有氧体育运动的锻炼改善呼吸系统的基本功能，可以增强机体对外界的抵抗能力。而有氧运动的耐久力锻炼，则是老年朋友预防呼吸系统疾病的重要手段。尤其是已经患有慢性阻塞性呼吸道疾病的老年朋友，通过诸如散步、自行车、爬山等锻炼，可以增强呼吸系统的耐久力。

老年朋友在进行有氧运动的耐久力锻炼的同时，不能忽视呼吸肌的力量性锻炼。通过对影响呼吸系统的上肢（尤其是胸廓肌）阻力的锻炼，可以有效地增大呼气的力量，改进呼吸的深度。

循环系统——人体内环境能量供给的"管线"

循环系统，即人体的细胞外液（包括血浆、淋巴和组织液）及其借以循环流动的管道（血管、淋巴管）组成的系统。循环系统是人体内的运输系统，它将人体所需要的营养物质和氧气输送到各组织器官，并将各组织器官的代谢物通过同样的途径输入血液，经肺、肾等器官排出体外。这就像在高速公路跑的各种货车，通过物流中心（相当于我们人体的心脏）将各地所需要的货物源源不断地发到货主手中。一旦高速公路（相当于我们的血管）因车祸或山体滑坡堵塞了（如同血管壁脂肪增厚形成血栓），运输车辆就会因此中断物流的交换。因此，我们人体能量供给的"循环管线"，就像高速公路是国家经济发展的"生命线"一样，我们人体的循环系统，就是保证人体能量供给，维持生命健康需要的"生命线"。

▶ 老年朋友循环系统的生理特征

老年朋友的循环系统，同其他器官组织一样，随着年龄的增长会发生机能退化、功能下降，这是一种自然规律。概括起来说，老年朋友循环系统的生理特征，主要反映为以下三个方面。

心脏传导功能下降

老年人心肌纤维老化，心肌收缩力下降，心输出量减少，代偿和储备功能下降，容易出现心慌、胸闷等症状。心脏传导功能变差，容易出现心律失常。肥胖、吸烟和缺乏运动等这些不良嗜好，都会加速心脏的老化。

血管调节作用下降

老年朋友血管壁硬化，弹性降低，由于血管壁脂质沉积管腔变小，使血管壁弹性更趋下降，血管阻力增加，造成血管对血压的调节作用下降，因此，容易引起高血压、脑血管意外、冠心病等。

心血管调节能力衰退

由于老年朋友中枢神经功能减退，植物神经反应性降低，加之血管硬化，血管舒张及收缩的反应性降低，心功能储备减少等因素的影响，老年朋友心血管调节能力降低，血压易波动。因气候变化或疲劳、焦虑、激动、紧张，甚至体力和精神上的微小刺激，都可引起血压的升高，严重者可能导致脑溢血、心肌梗死等并发症。

▶ 老年朋友循环系统常见疾病

心血管功能减退、血管壁硬化、心血管调节能力衰退，这些都是诱发老年朋友循环系统疾病的主要原因。概括起来说，老年朋友常见的循环系统疾病主要有以下几种。

高血压病

高血压病，是老年常见病，其患病率随着年龄增高而增加。老年人由于动脉硬化，动脉壁的弹性和伸展性降低，心脏收缩期的弹性膨胀和舒张期的弹性回缩幅度减弱、缓冲能力降低，进而导致收缩压升高，这就是我们常说的老人单纯收缩期高血压，也是常见的老年性高血压。高血压是老年人患冠心病、脑血栓病、心力衰竭和中风的主要病因。

冠心病

又称缺血性心脏病，是由于老年人冠状动脉硬化而引起的心脏缺血所致。引起老年朋友冠状动脉硬化除与年龄有关外，高血压、胆固醇高、糖尿病、吸烟及缺乏身体锻炼、身体肥胖等因素，都会加速和加重动脉硬化的发生与发展。

肺心病

这是由于肺部疾病增加心脏负担而继发的心脏病。老年朋友中 80%~90% 的慢性肺心病是由慢性支气管炎合并肺气肿进一步发展而来，所以积极治疗慢性支气管炎就可以预防肺心病的发生。

心律失常与传导阻滞

随着年龄的增长，老年人的血管壁硬化、弹性降低，植物神经反应性降低，加之老年冠心病、高血压性心脏病、肺心病等原因，使心脏在结构和功能上发生改变，导致老年朋友会出现心律失常和传导阻滞病症。

▶ 体育锻炼——预防老年朋友循环系统疾病效果好

对于老年朋友来说，体育锻炼不是万能的，但是没有体育锻炼是万万不能的。经常参加体育锻炼对于预防老年朋友循环系统血管（心血管）疾病可以取得哪些效果呢？

01

体育锻炼可以增强老年朋友的心脏功能，改善血管弹性，加强全身的血液循环，提高脑供血量，降低血压，扩张血管，使血流加速并能降低血液黏度和血小板聚集，减少血栓形成。

02

体育锻炼可以促进脂肪代谢，预防动脉硬化。大家知道，导致老年朋友心脑血管疾病的主要危险因素是高血压、心脏病、动脉硬化、糖尿病、高脂血症、肥胖等。经常参加体育锻炼能使老年朋友常见的心脑血管疾病的危险因素降低，从而改善全身状况，包括精神、情绪、食欲、睡眠等，其好处有时胜过药物。

哪些体育锻炼对预防老年朋友心脑血管疾病有效呢？这需要根据每各个人的年龄、体质状况、所患疾病、工作性质和环境条件而综合选择。一般来说，老年朋友应选择体力负担不大、动作简单易学、体位变化慢而又能取得锻炼效果的运动项目，比如太极拳、健身气功、各种健身操、健步走等都比较适合。而对于体力较好的老年朋友，则可以参加乒乓球、气排球、持杖行走、游泳等活动，但运动量不宜太大，一次运动时间也不宜太长。

那么老年朋友在参加体育锻炼，预防心血管疾病的活动中，应注意哪些问题呢？下面给大家一些建议。

循序渐进 量力而行

老年朋友参加体育锻炼，掌握好运动量和运动强度，是取得锻炼成效的关键因素。运动量要根据本人的体质、年龄及病情来考虑，开始时做短时间的锻炼，次数不要多，以后逐步加量。不要使身体过度劳累，如心跳过快就应休息一下；如果运动后睡眠不好、头痛，说明运动量过大，应及时予以调整，因为超量运动对老年人反而会更加危险。

坚持锻炼 持之以恒

我们经常把做事没有恒心比喻为"三天打鱼、两天晒网"，体育锻炼也是如此。老年朋友参加体育锻炼贵在坚持，要有恒心和毅力，不能练练停停，能坚持下去，就会取得效果。当然，锻炼身体的目的是增强体质、预防心脑疾病，当老年朋友在发热或感到疲劳或生病时，就要停止锻炼了。遇到下雨、地滑、刮风、下雪时，一定要注意出行安全，这时可采取在室内活动的形式，避免天气不好给外出锻炼带来安全隐患。

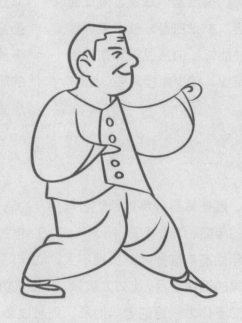

老年朋友身体锻炼，要坚持循序渐进，勿求"一日功效"

劳逸结合 动静结合

老年朋友的晚年生活应该是丰富的、雅致的、愉悦的和健康的。体育锻炼是晚年生活中的重要内容,要合理安排好时间和锻炼方法。老年朋友选择体育锻炼的项目不在于多,选择 1 ~ 2 项即可,如太极拳与健步走,健身气功和气排球,慢跑和柔力球等,以这种动静搭配、表里结合为最佳组合。每天锻炼的时间以 40 ~ 50 分钟为宜,每周运动 3 ~ 5 次足够,以不感到过分疲劳和紧张为原则,有条件的老年朋友最好能固定锻炼时间并有稳定的伴儿。

合理饮食与正确的锻炼方法相结合

俗话说"病从口入",老年朋友饮食不当就会产生疾病。因此,老年朋友预防心血管疾病,也应当在饮食上建立"第一道健康防线"。有些老年朋友喜欢"多吃少餐""晚餐过迟""喜吃精细""高糖高油""烟酒成瘾"等,这些都是导致老年朋友心血管疾病的"第一杀手"。因此,老年朋友建立合理的饮食习惯,是预防心血管疾病不可不重视的生活基础。

选择合适的体育锻炼方法,是预防老年朋友心血管疾病不能忽视的。比如老年朋友应根据自身的健康基础,选择体力消耗小、动作简单、节奏缓慢、体位变化小的运动锻炼方式,像太极拳、散步、慢跑、爬山、自行车、游泳等运动。如果老年朋友运动不当,可能会加重心脏负荷,诱发血压升高和心律不齐等情况的发生。尤其是长时间的无氧运动锻炼,或憋气用力的锻炼等,都不适合老年朋友作为预防心血管疾病的锻炼方法。

避免陷入锻炼误区了解自身体质基础

如果老年朋友已经有了心血管疾病发病的前兆，或者为了预防而参加体育锻炼，一定要注意避免陷入以下锻炼误区。

第一，"晨练好"

很多老年朋友认为早晨空气好，适合锻炼。其实这对已有心血管疾病前兆的老年朋友来讲，是一个极大的认识误区。专家认为，冬春季节的上午八九点钟是老年人心脑血管疾病的高发时段，此时要尽量避免剧烈运动。对此，专家解释认为，早晨冠状动脉张力高，交感神经兴奋性也较高，因此早晨 6 时至中午 12 时心血管病发病最高，所以心血管患者，或者已有前兆的老年朋友不宜晨练，应尽量选择在下午或晚上活动。

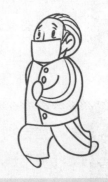

老年朋友在晨练时一定要视天气情况而定，不要在空气质量较差的情况下进行晨练

第二，"锻炼时要深呼吸"

许多老年朋友认为，在锻炼时多采取深呼吸有利于心血管健康，其实这是一个健康认识的误区。近年来，经科学研究和临床观察发现，高血压和冠心病患者过度深呼吸会诱发心脑血管收缩，易导致心肌梗塞、脑溢血和其他意外的发生。因此，专家建议，对已经发生动脉硬化，尤其是高血压、心脑血管疾病的患者，最好不要进行深呼吸锻炼。

第三，"饭后百步走"

俗话说"饭后百步走，人活九十九"，其实这又是一个健康认识的误区。专家通过研究发现，老年人在餐后 60 分钟血压由餐前的高压 139 降到 129，心率上升 15 次 / 分，而中度运动后出现体位性低血压者占 25%。这项研究说明，老年朋友餐后运动对心血管系统有较大的负面作用。因此，老年人应避免在餐后特别是饱餐后两小时内进行健身运动。

第四，"退着走有利于平衡锻炼"

我们经常看到许多老年朋友在田径场退着走，认为这样可以锻炼平衡，预防椎间盘突出症。的确，退步走或退步跑可以刺激不经常活动的肌肉，改善人体的平衡力。但是由于老年人的心血管储备能力降低，倒退走会使心血管不堪重负，同时会使颈部扭伤，导致颈动脉受压迫、管腔变窄、血流减少，造成脑部供血减少、大脑缺氧，甚至可能会在转颈时突然晕倒。所以，有心血管疾病的老年人不宜经常做此练习。

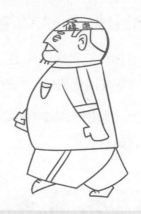

"饭后百步走，人活九十九"是没有科学道理的

第五，"有痛苦才有锻炼效果"

许多老年朋友都认为，体育锻炼有痛苦才有效果。这种"苦练"的运动模式，是老年朋友体育锻炼中一种最危险的错误认识。虽然老年朋友在体育锻炼初期，可能会出现某些不适，比如肌肉酸沉，但那绝不应是疼痛。如果有心血管病老年人在运动中出现疼痛、眩晕、胸闷、气短等症状，应立即终止运动，并及时就诊。

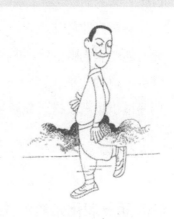

患有心血管疾病的老年人不宜经常做退着走锻炼

预防老年朋友心血管疾病，选择体育锻炼时一定要注意与日常生活相互配合与调节，不能只强调体育锻炼而忽视日常生活方式的调节作用。尤其是已经发现心血管疾病的老年朋友更要注意生活护理，平时要注意多休息，选择适合自己的体育锻炼方法，才能防止心血管疾病的发生与病情加重。

消化系统——人体能量供给的"化工厂"

消化系统包括消化道（口腔、咽、食道、胃、小肠和大肠）和消化腺（小消化腺散在消化管各部的管壁内，大消化腺包括三对唾液腺、肝和胰）。

消化系统的基本功能是将食物中的营养物质（维生素、水和无机盐）直接吸收利用。

小 贴 士

我们通常把食物经过口腔的咀嚼、牙齿的磨碎、舌的搅拌、吞咽、胃肠肌肉的活动，将大块的食物变成碎小的，使消化液充分与食物混合，并将不能吸收的东西排除体外的过程叫作机械性消化，或物理性消化。而把通过消化腺分泌，并将复杂的各种营养物质分解成简单的化合物（如糖类分解为单糖，蛋白质分解为氨基酸，脂肪分解为甘油及脂肪酸），再通过小肠吸收进入血液和淋巴液的过程，叫作化学性消化。

▶ 老年朋友消化系统的生理特征

老年朋友消化系统的生理机能同其他器官组织一样，随着年龄的增长机能呈渐进性衰退趋势，其基本特征体现在如下方面。

口腔功能呈衰退趋势

首先，老年朋友口腔黏膜角化，味觉功能退化、降低，觉得吃什么都没有味。另外，牙齿磨损，牙龈萎缩、齿根暴露、牙齿松动或脱落，影响了牙齿的咀嚼功能，对于肉类、蔬菜类摄入减少，咀嚼不充分，影响了食物的进一步消化。

胃肠蠕动衰退，胃排空减慢

由于老年朋友食管的蠕动性收缩减弱，导致胃肠蠕动功能衰退，胃排空减慢。食物通过结肠时间延长，多数老年朋友大肠内的容物要 5 天才能排空，而行动不便的老年人排空时间就更长。所以，老年朋友经常会出现反酸、烧心、恶心、上腹饱胀、隐痛和食欲减退等消化不良症状。

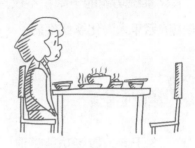

吃啥都没有味道了！

分泌功能下降

由于老年人消化道大多数腺体都有不同程度的萎缩，从而使唾液腺、胃酸、胃蛋白酶分泌减少，胆囊分泌和收缩功能也都有下降。对于青年人来说，饱餐一顿可能无明显消化不良症状，而对于上年纪的老人来说，则易出现消化不良症状。

吸收功能不足

由于老年朋友肠道血管粥样硬化，供血欠佳，或由于心脏疾病血流量灌注不足，以及衰老造成的胰脂肪酶减少，致使小肠对糖、脂肪的吸收减少。

肝脏代谢能力降低

肝脏是消化道最大的腺体，具有合成白蛋白、合成和分泌胆色素、制造凝血因子、参与药物代谢及解毒等重要功能。但是，随着年龄增长肝脏的体积会缩小，重量减轻，肝细胞减少，结缔组织增加，从而引起肝脏的代谢酶活性减低，蛋白合成减少，解毒功能降低等变化。

▶ 老年朋友消化系统常见疾病

消化系统功能的下降，不仅直接影响了老年人的身体健康，而且会带来许多常见的老年人消化系统疾病。

01 萎缩性胃炎

由于老人胃肠功能衰退，导致幽门括约肌松弛、幽门十二指肠蠕动异常、十二指肠液(主要是胆汁)容易反流入胃，以及胃黏膜血供障碍等原因，常常发生萎缩性胃炎，引起身体不适，如胃胀、胃满，胃部有堵塞感，甚至腹部、肋部、胸部也感到胀满，嗳气频频，有时伴有胀痛、隐痛、钝痛，急性发作时也可出现剧痛或绞痛等，严重影响身心健康。

02 胆囊炎、胆石症

由于老年人身体机能的整体性衰退，以及胆囊壁逐渐变得肥厚或萎缩，收缩功能减退，造成胆汁淤滞、浓缩并形成胆酸盐。这些病理生理变化是老年朋友胆囊炎、胆结石发生率高于年轻人的主要原因。

03 便秘

便秘在老年朋友中非常普遍。由于便秘，粪便在肠道内滞留时间过久，产生的氨、硫化氢、亚硝胺等有毒物质不能及时排出体外，被重新吸收进入血液，对机体组织造成危害。便秘不但影响消化功能，还可以诱发心肌梗塞、中风等严重病变，所以对便秘应高度重视。

老人便秘的原因，主要是膳食纤维摄入不足及不良的饮食行为，如饮酒、喜食辛辣食物、饮水过少、偏食等，以及缺乏运动、精神紧张、失眠等。

▶ 体育锻炼——预防老年消化系统疾病的良药

体育锻炼对预防老年朋友消化系统疾病具有积极的作用。大量研究表明，体育锻炼可降低老人因消化系统功能衰退而诱发的消化道肿瘤的危险。经常参加体育锻炼的男性和女性，大肠癌的发病率要比不参加体育锻炼的人群低 50%。此外，体育锻炼可防止老年朋友胆囊炎、胆结石的发生，减少胆固醇分泌、促进胆囊和肠管运动，因此可大大减少胆汁淤滞。同时老年朋友经常参加体育锻炼，还可以大大减少便秘的发生。体育锻炼时结肠动力增加，胃肠道机械撞击增多，腹肌收缩致结肠压力增加，增加能量消耗后纤维摄入增多，这些均可减少便秘发生。

预防老年朋友消化系统疾病的体育锻炼方法，应以有氧运动的健步走、太极拳、健身气功以及健身操为宜。

泌尿系统——人体的"控制阀"

在人体泌尿系统中，肾脏是排泄的重要器官，通过肾脏的调剂功能，来维持人体的酸碱平衡，从而保持内环境的相对稳定。因此肾脏又是一个维持内环境稳定的重要器官，一旦肾脏出现问题，我们人体的"控制阀"就可能失去应有的功能了。

▶ 老年朋友肾功能的生理特征

随着年龄的增大，人体的肾脏功能会发生一定的改变。老年朋友肾脏功能的主要变化，就是肾血流减少、肾小球过滤功能减退、肾小管功能萎缩。

❶ 肾血流量减少

肾血流量从 40 岁以后开始渐进性减少，每 10 年约下降 10%，至 90 岁时仅为年轻人的一半。肾血流量减少与肾动脉、肾小动脉硬化以及老年人心输出量减少等生理功能变化有关。

❷ 肾小球滤过率下降

肾小球滤过率是衡量肾功能的重要指标。肾小球滤过滤下降，加上膀胱逼尿肌萎缩，括约肌松弛，所以老年人常有多尿现象。

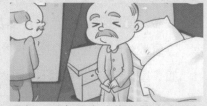

尿频、尿急是老人常见的生理现象

❸ 肾小球滤过率下降

肾小管的主要生理功能是吸收原尿中的水、电解质及营养物质（如葡萄糖、氨基酸等），其次是分泌化学元素、排泄废物（如尿素及有机酸等）。此外，尿的浓缩和稀释也是肾小管的重要生理功能。随着年龄的增长，老年人肾小管浓缩稀释功能明显减退。大量饮水后，老年人在单位时间内排出水量仅为青年人的 1/3。

▶ 体育锻炼可改善老年朋友肾脏功能下降

体育锻炼对于老年朋友绝不是万能的，但没有体育锻炼是绝对不能的。老年朋友经常参加体育锻炼，对肾脏有哪些好处呢？

01

体育锻炼能加强肾脏排泄的能力。如对尿素、尿肌酐等的排泄。

02

体育锻炼能增加肾脏重吸收的能力。运动时排汗增加，身体内水分就会减少。为了保持体内水分，肾脏就增加对水分的重吸收，排尿减少。同时，排汗时也大量丢失盐分，肾脏也会增加对盐分的重吸收，以减轻体内缺盐的状况。

03

体育锻炼能改善老年朋友的机体血液循环，通过肾的血液量增加，机体排尿也会增加，减少尿中晶体物质沉积，避免结石形成。

因此，老年朋友经常参加体育锻炼，其患泌尿系统疾病的概率大大降低。这里给老年朋友介绍腰部保健操的简单做法。

两手握拳，手臂往后用两拇指的掌关节突出部位，自然地按摩腰眼，向内做环形旋转按摩，逐渐用力，以至有酸胀感为好，持续按摩 10 分钟左右，早、中、晚各一次。腰为肾之府，常做腰眼按摩，可防治老年朋友因肾亏所致的慢肌劳损、腰酸背痛等症。

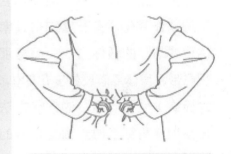

腰部保健操基本手法

老年朋友该如何锻炼自己的身体机能？

随着年龄的增长，人体新陈代谢水平、心输出量、肺活量明显降低，肌肉中能量物质储存减少，参与代谢的酶的活性降低，各种生理机能都会呈逐渐下降的趋势。老年朋友适当参加体育锻炼不仅对增强心肺功能有良好作用，还可以促进老年人生理机能的改善，预防疾病，延缓衰老，提高对外界环境的适应能力，但应注意不合理的体育运动不仅达不到预期的效果，还有可能影响身体健康。

"动"与"静""近"与"远"平衡锻炼脑健全

神经系统对人体各个器官、系统的功能发挥着直接或间接的控制作用，又是人体适应外部环境变化调剂与指挥的中枢。所以，老年朋友通过参加体育锻炼，不仅可以改善神经系统平衡能力，还可以增强肌肉完成各种动作的协调能力与适应能力。下面是给老年朋友的两点建议。

▶ "动静结合　相得益彰"

我们这里提及的"动静结合"，是指以周期性的动作变化、有节奏和有频率的体育锻炼作为体现"动"的锻炼方法；而将那些以意念、体内气息带领身体姿态发生变化的体育锻炼（如气功、太极拳）作为"静"的锻炼方法。建议老年朋友在参加体育锻炼时，根据自身的机能状况，通过选择1～2项体现以"动"为主的锻炼方法，以及1～2项以"静"为主的锻炼方法，形成符合自己身体健康诉求的"锻炼组合"，实现"动静结合，相得益彰"，这是对大脑平衡器官具有锻炼价值的锻炼方法。

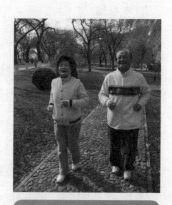

健康走与慢跑，是老年朋友有氧锻炼的首选

▶ "近远统一　有弛有张"

这里说到的"远"与"近"，本是人体解剖学中描述人体器官距离颅顶或足底的相对远近关系的。通常我们把人体上肢称为近侧，把人体下肢称为远侧。而"张"原本意为"拉紧、紧张"；"弛"，原意是"弓被张开以后，松开弦"。

　　这里所说的"远近统一"与"张弛结合"是指我们老年朋友在锻炼身体时，上肢锻炼与下肢锻炼应作为一个整体。锻炼时要做到肌肉拉伸（紧张）与肌肉松弛（放松）相互配合，通过锻炼使我们老年朋友的肌肉的弹性得到改善与提高。

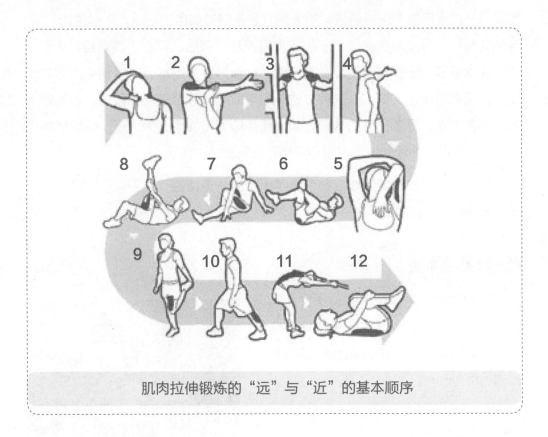

肌肉拉伸锻炼的"远"与"近"的基本顺序

　　比如当我们老年朋友在做"拉伸锻炼"时，应当自上而下地将身体的各个关节韧带和肌肉依次进行拉伸锻炼，切不可只是"弯弯腰、踢踢腿"就代表"拉伸锻炼"了。

　　老年朋友在进行体育锻炼时，要注意肌肉紧张与放松的协调配合，做到"张弛结合"，才能对大脑神经系统的平衡性锻炼起到积极有效的作用。

勤拉伸 健肌筋

俗话说 "筋长一寸，延寿十年"。但随着年龄增长老年朋友体内大多数酶的活性减少，尤其是在肌肉收缩时释放能量酶的减少，肌肉和韧带的弹性就会逐渐降低，使关节的伸缩性与幅度降低，导致身体对外界的适应性下降。老年朋友对外界适应能力下降最显著的表现就是走路的姿态。所以，人们常说 "人老腿先老"，为此很多老年朋友都非常重视腿的锻炼，以防步履艰难。然而，我们经常会看到一些老年朋友在晨练时，比谁把腿扳得高，对扳腿高的老年朋友大家还都很羡慕。其实，这种方式是不可取的，甚至还是危险的。因为对于老年朋友来说，骨质已不如从前坚固，韧带的柔韧性也大大降低，如果要想像年轻人那样做拉伸运动，很容易会引起骨折或韧带拉伤。

那么，怎样的拉伸锻炼才符合老年朋友的生理特性，达到增强体质、延缓肌肉弹性衰老的作用呢？

▶ 静力拉伸法

静力拉伸，是以缓慢的动作拉伸肌肉和韧带的一种锻炼方法。通过静力拉伸，可以使老年朋友的肌肉和韧带的生理基础得到改善。

▶ 动力拉伸法

动力拉伸，是指有节奏的、速度较快的、幅度逐渐加大的多次重复一个动作的拉伸。这种拉伸一般适合于有常年动力拉伸基础、肌肉和韧带的柔韧性较好的老年朋友。

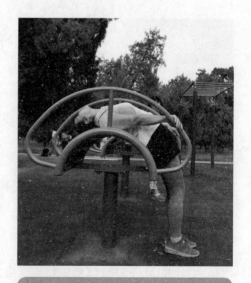

静力拉伸

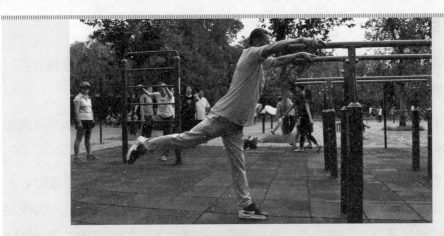

利用双杠做典型的动力拉伸

力量训练强筋骨

力量训练是指通过多次数、多组数、有节奏的负重练习，达到改善肌肉群力量、耐力和形状的运动方式。

力量训练主要是无氧运动，比如负重深蹲、俯卧撑、杠铃划船等练习动作。不过老年朋友可以通过轻重量、多次数、多组数的循环练习方式，使之兼具有氧运动的优点，可将无氧代谢产生的乳酸再次分解利用，减少肌肉不适感。对于力量训练来说，不同的练习次数、练习组数以及负重量都会产生不同的效果。例如，为了提高肌肉耐力、增加肌肉弹性，我们应该采用负重小次数多的训练方法。

对于老年朋友，一周3～4次的力量训练，足以获得很好的效果，同时能避免训练过度，身体也能得到更好的恢复。

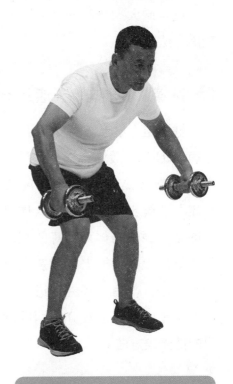

力量训练非常必要

"走"与"跑""跳"与"爬"有氧锻炼心肺大

走、跑、跳、爬本是人体最原始的生存技能，但也是老年朋友晚年最经济、最有效、最重要的科学健身方法。

适合老年朋友锻炼身体的方法很多，但在众多适合老年朋友的体育锻炼项目中，有氧运动是老年朋友的首选。

中国医学百科全书中提出："有氧运动训练实际上是一种增强呼吸和心血管功能及改善新陈代谢过程的锻炼方法"。它是指人体在氧气充分供应的情况下所进行的体育锻炼。简单来说，就是任何有节律性的，并且运动时间能够持续 15 分钟或以上的运动，都可以视为是有氧运动。由此看来，老年朋友进行有氧运动时，可根据年龄、性别、体质状况、锻炼基础、兴趣爱好及周围环境条件等因素，选择适宜自己的锻炼项目。

这里向大家推荐一下，适合老年朋友"走""跑""跳""爬"的有氧锻炼方法。

▶ 选择"健步走"人活九十九

健步走，是老年朋友最经济、最有效的身体锻炼方法。但是，老年"健步走"有别于功能性"走"。健步走是在遵循人体科学的基本原理与体育锻炼的基本要求基础上，根据老年朋友自身的基础条件，有选择性地进行锻炼。这里向老年朋友介绍两种常见的健步走方法。

"健步走"口诀之一

挺胸膛，远处望。

前露肘，后露手。

脚后跟，落地稳，

脚前掌，蹬地强，

呼吸匀，步履均，

健康身体不费劲。

徒手健步走

徒手健步走,步幅比平时行走稍大,步频可根据个人身体条件,通过摆臂频率控制行走步频。也就是说摆臂快,迈步的频率也就快。身体重心先通过脚后跟落地,过渡到脚前掌,再通过大脚趾用力蹬地,推进身体重心前行。徒手健步走时速度一般应控制在 3.5 ~ 5 公里/小时。

持杖健走(越野行走)

持杖健走是一种使用两支手杖行走的运动,主要的运动方式有平路走、山地走、手杖操等。使用两支手杖,使上肢也能参与行走,可以消耗更多热量,接近了慢跑的锻炼效果,减肥、降"三高"效果显著;由于使用两支手杖,减轻了腰椎和膝关节的压力,还可以延缓骨骼衰老,使已经受损的腰腿得到适度的修复,使人不易感到疲劳。

"健步走"口诀

走前拉伸要牢记,

预热身体有道理。

勿要出门开步走,

一旦受伤前功弃。

▶ 老年健身舞——"跳"出来的健康与快乐

老年健身舞，是一种针对老年朋友的身体特点，将舞蹈的基本动作、节奏、音乐等进行科学的组合与编导，形成符合老年朋友身体锻炼需求的健身方法。

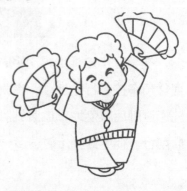

老年健身舞动作简单易学，节奏明快，在极富动感的音乐伴奏下，非常适合老年朋友进行有氧代谢锻炼。通过学习健身舞的基本步法与组合，不仅能提高老年朋友的审美能力，端正身体姿态，改善老年朋友的神经系统的平衡性与协调性，以及心血管系统功能，还能增强老年朋友的身体素质和自我表现意识，使老年朋友精力充沛地度过每一天。

舞出我们的健康、舞出我们的夕阳红

▶ "爬山"是否适合老年朋友？

这是发生在湖南省洪江市的一个真实故事：一位刚刚退休的大姐，在初夏的一天早上，在独自一人爬山过程中突然倒下，再也没有起来。听到这个事故，可能有不少老年朋友会产生紧张的心理，难道老年人爬山有这么危险吗？老年人选择爬山锻炼到底好不好？

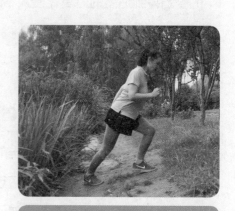

因人而异选择爬山锻炼，是老年朋友户外有氧锻炼首要问题

爬山是一项有益于身心健康的户外有氧运动锻炼。但是，老年朋友不能不顾及自身的健康基础任性地选择爬山作为锻炼身体的方法。

因人而异

爬山是一种耗氧量较大的户外运动，尤其是对老年朋友来说，一定要因人而异。如果有心脏病、高血压、肺气肿的老年朋友，最好不要选择爬山。如果选择爬山也一定要有个适应的过程，如果在爬山的过程中觉得胸闷、不舒服，或是运动后夜间失眠等，就应该暂停爬山。

循序渐进

老年朋友在爬山前应先做热身活动，然后再开始爬山。在爬山的过程中，应按照呼吸频率，逐渐加大强度。速度不宜过快，以没有不良反应和不明显的喘气为度。

科学休息

老年朋友在爬山途中应掌握好休息的时间与节奏，休息时间应长短结合，短多长少。短休息以站着休息为主，长休息应先站一会儿再坐下休息。另外，还要注意多喝水，及时补充水分，保证体力及时恢复。

选择爬山路线

老年朋友爬山一定要注意爬山路线的选择，不要选择陡峭、坡度大的路线。要选择缓坡、台阶平缓的爬山路线。遇到登台阶的路线时，要注意提臀的动作，减少膝关节的受力，最好是在爬山前能带上手杖和护膝，保护好膝关节。

谈谈其他适合老年朋友的运动

▶ 太极拳

太极拳是现在很多老年朋友身体锻炼的主要项目，练习太极拳的过程结合了传统的导引、吐纳的方法，使练身、练气、练意三者之间紧密协调，进而产生良好的生理锻炼效益，而且对于老年朋友来说，还可以极大地提高身体的柔韧度，以及提高心肺功能。太极拳运动作为一项不太剧烈的运动，是非常适合老年朋友长期预防跌倒、安全而容易的运动。尤其是对老年朋友的膝盖与脚踝力量的锻炼，以及平衡感与灵活性、柔韧性的锻炼都有极大帮助。

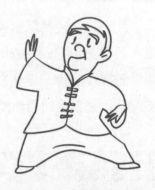

太极拳是一项非常适合老人身体特点，并且安全有效的体育锻炼方法

▶ 广播体操

广播体操在我国是一项广为人知的体育运动，它是一种徒手操，不用器械，只要有限的场地就可以开展，既可以集体完成，也可一人独做完成。因此，它是一项具有全面健身体育锻炼特点的体育运动，也是适合老年朋友安全有效的体育锻炼方法。

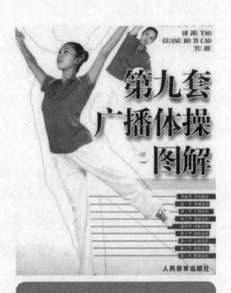

DI JIU TAO
GUANG BO TI CAO
TU JIE

第九套
广播体操
图解

人民体育出版社

广播体操既可以集体完成也可以独立完成，是一项非常适合老年朋友的安全有效的体育锻炼方法。

▶ 健身球操

健身球操是我国群众创造的一种新兴的体育健身运动，起源于 20 世纪 90 年代中期，属轻器械体操类。它根据中医砭石疗法与力学原理，运动时手持器械，在音乐伴奏下亦操亦舞的同时，击打揉压身体穴位，把体育健身、中医养生保健与文化娱乐融为一体。既体现人的健与美，又简单易行，是深受中老年人群喜爱的一种独特运动项目。

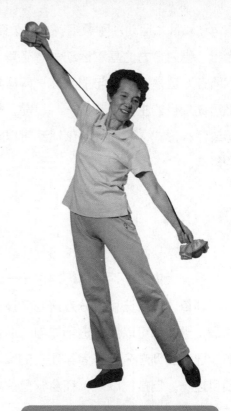

健身球操

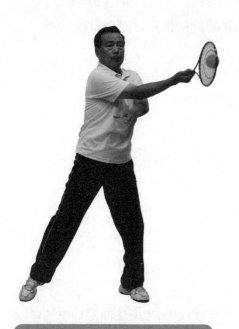

柔力球是非常适合老年朋友的运动项目

▶ 柔力球

柔力球运动是练习者手持柔力球拍，以球在球拍上做缓冲退让性的弧线或圆形的运动为主要特征的一项民族体育项目。柔力球运动具有深厚的东方文化内涵，融太极运动方式与现代竞技双重特征于一体，积极借鉴、汲取太极拳运动和武术运动中刚柔相济、以柔克刚的技理,奠定了其自身先引后发、引进合出、借力打力的基本运动思想。其"弧形引化过程"是柔力球运动的核心技术所在。这是该项目与羽毛球、网球和乒乓球等其他架网相隔,持拍对打的球类运动项目的主要区别之一。目前,柔力球项目主要包括套路运动和隔网对抗运动两种形式,长期练习该运动可以对人体的运动系统、神经系统等产生积极的影响。

▶ 气排球

气排球是我国土生土长的一项群众性排球活动,起源于 20 世纪 80 年代后期,是一项集运动、休闲、娱乐于一体的群众性体育项目。作为一项新的体育运动项目,其打法和记分方法与竞技排球基本相同。气排球由于运动适量、不激烈,男女都可以混合进场参与,适合各个年龄层次的人进行强身健体活动,如今已经受到越来越多老年朋友的青睐。气排球作为全国老年体协的四大竞技项目之一,自推出以来,在全国范围内得到了很好的推广,打球健身的老年人越来越多。

▶ 健身气功

健身气功是我国传统养生保健的锻炼方法,对改善老年朋友的身心健康有较大地促进作用,可防治心脑血管病、糖尿病、老年痴呆等各类慢性疾病,并对延年益寿和延缓衰老有很大帮助。老年朋友经常参与气功锻炼,对身心健康具有积极作用。

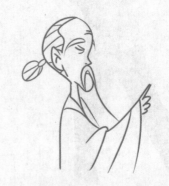

气功有利于老年朋友神经系统功能的改善

▶ 民间休闲体育锻炼

民间休闲体育锻炼，就是以不同的休闲娱乐的方法，达到以增强体质、改善身心健康为的目的的各种锻炼方法。根据老年朋友的身心特点，适合老年朋友休闲性体育锻炼的方法有很多，比如抖空竹、打陀螺、踢毽子、放风筝等。

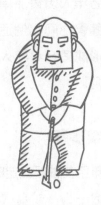

门球是非常适合老年朋友的休闲运动

此外，还有自行车、游泳、门球、高尔夫等运动项目都很适合老年朋友。老年朋友可以根据自己的喜好以及实际情况酌情选择。

除了体育锻炼，老年朋友还要科学养生

老年朋友除了要合理安排自己的体育锻炼之外，科学养生也是晚年健康生活的重要内容。那么，老年朋友如何科学养生呢？

吃得对才能活得好

很多老年朋友对"吃出来的病"的说法很赞成，于是认为"把好自己的嘴"就可以减少疾病的发生，就可以保持健康。其实，老年朋友的膳食结构，应当是以健康平衡需要为前提，不能一味地认为多吃有营养的食物就会健康。

话说老年人科学锻炼与养生

一般来讲，老年朋友的膳食结构应包括五谷杂粮、豆类、鱼类、蛋类、奶类、海产品类、蔬菜和水果等，要注意每日食物品种的搭配和花样的更新，要防止老年人因食品单调而偏食。在品种搭配时，既要保持各种营养素平衡和各营养素之间比例适宜，又要注意适合老年人的消化功能，使其易于消化吸收，形成适合老年人的科学合理的饮食结构。老年朋友的饮食结构应体现如下原则。

▶ 少食多餐

老年朋友进餐应定时、定量，防止"饥一顿、饱一顿"或暴饮暴食。为了使老年朋友每天都能摄取足够的热量及营养，建议老年朋友一天分 5～6 餐进食，即在 3 次正餐之间另外准备一些简便的点心，如低脂牛奶泡饼干（或营养麦片）、低脂牛奶燕麦片，或是豆花、豆浆加蛋，也可以将切成小块的水果或水果泥拌酸奶食用。

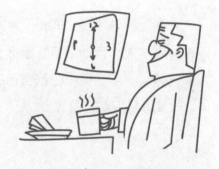

老年朋友应该少量多餐

▶ 多蔬菜、少油腻

新鲜蔬菜中含有老年朋友所必需的维生素和矿物质，而油腻食物不仅不易于老年朋友消化，而且所含脂肪高。老年朋友应尽量挑选质地比较软的蔬菜，如西红柿、丝瓜、冬瓜、南瓜、茄子及绿叶菜的嫩叶等，切成小丁块或是擦成细丝后再烹调。如果老年人平常以稀饭或汤面作为主食，则每次可以加入 1～2 种蔬菜一起煮，以确保每天至少能吃到 500 克的蔬菜。

▶ 少加盐、味精、酱油

老年朋友的膳食结构中，应减少对盐的摄入。切不可食物一端上来就觉得索然无味而猛加盐，这种进食很容易吃进过量的钠，而埋下高血压的隐患。可以多利用一些具有浓烈味道的蔬菜，如香菜、香菇、洋葱，用来炒蛋或是煮汤、煮粥。利用白醋、水果醋、柠檬汁、橙汁或是菠萝等各种果酸味，也可以变化食物的味道。用一些中药材，比如：当归、肉桂、五香、八角或者香甜的枸杞、红枣等，取代盐或酱油，丰富的味道有助于勾起老年朋友的食欲。

▶ 少吃辛辣食物

虽然辛辣香料能引起食欲，但是老年人吃多了这类食物，容易造成体内水分、电解质不平衡，出现口干舌燥、火气大、睡眠不好等症状，所以在老年朋友的膳食结构中应少吃为宜。

▶ 白天多补充水分

因为担心尿失禁或是夜间频繁跑厕所，不少老年人整天不大喝水。其实应该鼓励老人在白天多喝白开水，也可泡一些花草茶（尽量不放糖）变换口味，但是要少喝含糖饮料。尤其提倡老年朋友们每天早晨起来后喝一杯温开水，以及时补充机体水分，促进肠胃排毒，增进心脑健康。晚餐之后，应减少水分摄取，这样就可以避免夜间上厕所影响睡眠。

➤ 合理服用维生素补剂

由于老年朋友的个体差异很大，不同的老年朋友需要额外补充的营养素也大不相同。但让老年朋友每天服用一颗复合维生素补剂，是最基本且安全的强化营养方法，尤其可以补充老年人特别需要的维生素B、抗氧化维生素C及E、维持骨质的钙、增强免疫力的锌等。但是，老年朋友不要擅自服用高剂量的单一补充剂，尤其是脂溶性的维生素A、D、E等。

➤ 适量饮茶、切勿吸烟

适当饮茶能增强血管弹性和渗透性，还能防止高血压。但茶不宜过浓，以防失眠。老年朋友应忌烟，防止因吸烟而造成呼吸系统疾病，以及其他因吸烟造成的并发症。

四季养生 长寿人生

顺应四季而养生，早在《黄帝内经》中就有论述了，如《灵枢·五癃津液别》篇里云"天暑衣厚则腠理开，故汗出……天寒则腠理闭，气湿不行，水下留于膀胱，则为溺与气。"意思是说：在春夏之季，气血容易趋向于表，表现为皮肤松弛、蔬泄多汗等；而秋冬阳气收藏，气血容易趋向于里，表现为皮肤致密，少汗多溺等，以维持和调节人与自然的统一。连皮肤都在随季节的变化而做出相应的调整，那么我们身体的其他部分就更不用说了。所以，老年朋友按照一年四季的气候变化适时调整锻炼与养生方法，这是健康人生，尽享晚年幸福生活的重要基础。

➤ 春季养生

老年朋友春季养生，应顺应春天阳气生发、万物萌生的特点。要注意春天气候多变，时寒时暖，同时人体皮表疏松，对外邪抵抗能力减弱，尤其是老年朋友不要一下子就去掉厚衣服。初春阴寒未尽，阳气渐升，穿衣时要注意"下厚上薄"。"下厚"以利于春阳之气升发,"上薄"以防阳气升发太过。饮食上少酸多甜,不要过饱。

在体育锻炼上,老年朋友更应该在户外参加散步、打太极拳等活动,以利春阳萌生勃发。同时也要注意春季风大,气候干燥,水分缺乏,应多喝白开水补充体液,增强血液循环,促进新陈代谢。

在饮食上,应多食用辛甘温热之品,如豆类、瘦肉、鱼、蛋、黑芝麻、花生、姜、葱、蒜、蜂蜜之类,以及新鲜蔬果。

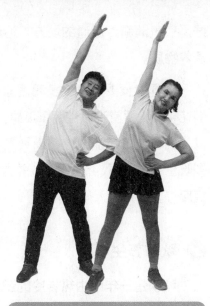

春天是万物复苏、生长萌发的季节,但是老年朋友也要注意春季锻炼与养生的科学

▶ 夏季养生

夏季是"天地气交,万物华实"的季节,《黄帝内经》中提出了"春夏养阳,秋冬养阴"的养生观,夏季天气炎热,人体阳气旺盛,阴气不足,是中暑、中风、胃肠道疾病的高发季节,特别是老年朋友因机体的冷热调节能力下降,如不能保证充足的睡眠、合理膳食并及时补充体液,容易诱发多种疾病。因此,老年朋友在夏季更要注重养生与保健。

夏季老年朋友在户外锻炼,要在凉爽时进行,最好选择在清晨或傍晚,地点最

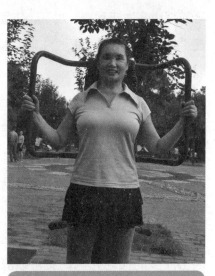

老年朋友夏季锻炼更要注重养生与保健

好是空气清新、流通的地方，运动强度不要太大，运动之后应及时补充水分和营养物质。

夏季饮食要注意要多喝清凉解暑的饮品，如淡盐水、绿豆水汤、酸梅汤、菊花茶等。要常吃凉性蔬菜瓜果，如苦瓜、冬瓜、西瓜、豆芽、银耳、香蕉等，以增强体内抗毒能力，减少暑气及热毒对人体的伤害。此外，夏季老年朋友需多吃富含蛋白质、维生素、无机盐和粗纤维的食物，如瘦肉、牛奶、豆浆、蛋品、豆腐等，以补充人体消耗。

▶ 秋季养生

秋季是一年中由热转冷的过渡季节，由于气温变化较大，空气湿度偏小，气候干燥，"肃杀之气"易侵入机体，所以秋季也是个"多病"的时节，如老年冠心病、脑溢血的发作以秋冬多见；支气管哮喘最易在秋冬交替时节发作；溃疡病、老寒腿也多发于秋季。对于老年朋友来说，在"多病"的秋季里更要注意保健和养生，以防疾病，安然度秋。

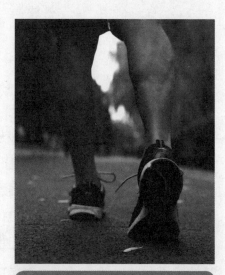

慢跑、散步、登山、太极拳等是适合老年朋友秋季锻炼的体育活动

秋天是人体精气处于收敛内养的阶段，所以老年朋友在锻炼时运动量不宜过大，切勿大汗淋漓，以防出汗过多造成阳气耗损。宜选择轻松平缓、活动量不大的项目，如慢跑、散步、登山、太极拳、乒乓球、羽毛球等，适时有度地进行。这样既不会因出汗多而损耗元气，又可以舒展筋骨提高身体素质。

在饮食方面，老年朋友应多食用新鲜汁多的萝卜、冬瓜、西红柿等，芡实（鸡头米）、银耳、百合等中药也可经常选食。同时应尽可能少吃辣椒、花椒、桂皮、生姜、葱、蒜等辛辣之品，以防助燥伤津。

▶ 冬季养生

冬三月草木凋零、冰冻虫伏，是自然界万物闭藏的季节，人的阳气也要潜藏于内。因此，冬季老年朋友养生的重要原则就是"藏"。

老年朋友在冬季为了营养体内元气，应提倡"早睡晚起"，以保证充足睡眠。临睡前最好用热水洗脚，使脚部血管舒张，血液循环流畅，利于入睡。衣服要和暖贴身，以防寒气袭人，损伤阳气，引起腰背寒痛。

冬季体育锻炼，也不要终日蛰居室内，应该根据自己的身体健康状况，常到室外进行一些力所能及的锻炼，如打太极拳、练气功、慢跑、散步等。在有阳光的日子里要多晒太阳。

冬季在饮食方面，老年朋友应以温、补为主，宜吃一些高热量、高蛋白的食品，合理安排一日三餐，做到稀干搭配、荤素夹杂，要避免或少吃凉食、刺激性食物和一些油性大不易消化的食物。冬季是进补强身的好时机，饮食调配不能忽视。为了保阴潜阳，宜食谷类、羊肉、鳖、龟、木耳等食品，要吃热的饮食，以保护阳气。

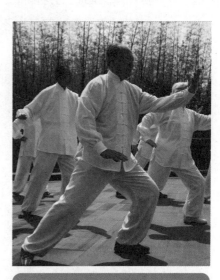

打太极拳、练气功、慢跑、散步等，比较适合老年朋友冬季体育锻炼

老年朋友身体机能与体育锻炼"科学说"

结尾的话

　　身体机能，就是我们人体各器官系统所表现出的整体性的生命活动。这就如同一台机器，每个不同部位的零件通过组装，在齿轮的带动下才能运转的道理一样，我们必须了解每个部位的零件功能，以及对机器的整体运转所发挥的作用。如果不了解自己身体的各个系统的功能与作用，就不知道对我们身体的这台机器该如何进行"生命运转"的保养。所以，老年朋友们应该了解自己身体机能的状况，才能选择合理的体育锻炼方法与科学的养生手段。

诗云

浩瀚宇宙皆有序，

万物生长守定律。

体质健康讲科学，

锻炼勿忘养生趣。

四季健身循方法，

适时养生懂规律。

夕阳生活无限好，

科学养生有秘籍。

03

老年朋友
体育锻炼"安全说"

开头的话

　　安全，是人们最基本的生活诉求，人们对生活安全的一般诉求包括衣、食、住、行等各个方面。但对于老年朋友来说，安全问题不仅体现于此，它还体现在日常的户外锻炼与其他户外活动的安全，以及围绕体育锻炼的饮食与养生方法等。所以说，老年朋友的安全问题不仅仅是自身的健康问题，也是一个家庭美满幸福的问题，需要我们高度重视并以切实可行的方法，来落实老年朋友的安全问题。

　　本部分以众多老年朋友安全问题为实例，给老年朋友们说一说怎样注意日常锻炼中的安全问题，让大家能够建立正确的老年安全意识并采取安全的防范措施。

本可以避免发生的一幕幕不幸

老年朋友为增强体质而积极参加户外体育锻炼的初衷是好的,但是如果忽视了锻炼过程中的安全问题,其结果就如同下面的故事一样,使人感到追悔莫及。

忽视锻炼中的安全 = 自毁健康

下面的故事本是不该发生的,但是它却经常会发生在我们周围的老年朋友中。这位郭阿姨忽视锻炼安全的后果,再次给大家敲响了锻炼时的安全警钟。

▶ 故事回放

2009 年深秋的一个早上,郭阿姨像往日一样,天刚蒙蒙亮就起床了,洗漱完毕后,就出门进行晨练。她来到每天晨练的老城墙上,先是拔筋踢腿,接着就要完成每天都要做的一个极其危险的动作,即手握一颗小树的树杈荡秋千。也许每天都要在这颗小树上做荡秋千的动作,她也就没有任何犹豫地将身体随着树杈的摇晃而摆动起来。"哎呀"一声就看到她由于身体向前摇摆震荡的惯性过大,加之清晨树枝上有露水,导致脱手,摔出了两米多远。在周围锻炼的老伙伴们赶紧过来帮忙把她搀扶了起来。但此时她的腿已经不能站立,只好侧卧于草坪上,家里人赶过来急忙送医院就诊。到医院拍片检查之后,令人最担心的事情出现了——股骨骨折。

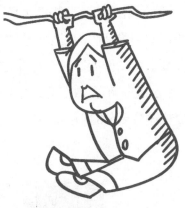

进行这种锻炼既不安全,也破坏了植被的自然生长

话说老年人科学锻炼与养生

▶ 安全警钟还需经常敲响

老年朋友进行身体锻炼的目的，是增强体质，使自己能够更多地享受晚年的幸福生活，尽享天伦之乐。而且如果在体育锻炼中忽略了安全问题，不仅会造成意想不到的身体伤害，同时，还会给家庭成员带来各种精神负担与生活压力，使幸福的晚年生活蒙上重重阴影。因此，老年朋友参加户外体育锻炼的安全问题要警钟长鸣，不可掉以轻心。那么，老年朋友在体育锻炼时要注意哪些安全问题呢？

及时了解自己的身体健康状况

老年朋友要通过定期健康检查，及时了解自己的身体状况，并要听从医生的建议。即便是有了较长时间体育锻炼经验的老年朋友，最好也能在锻炼一段时间后做一次健康体检，了解锻炼效果和及时发现问题。

选择的锻炼项目（方法）要科学合理

一是要选择能使全身得到活动、动作柔和缓慢的练习，不要进行大负荷的负重练习、快速冲刺跑及肌肉过分紧张用力的练习；二是要选择动作简单易学身体位置变化不太复杂的练习，不要做那些过分低头弯腰、体位变化过分复杂的动作。

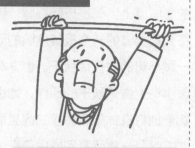

"大爷，危险呀！"

运动要适量、量力而为

老年朋友身体锻炼切记不能有"练得越多，对身体越好"的错误认识。老年朋友由于身体机能的渐进性衰退，锻炼过量或者锻炼强度过大，时常会发生意外或突发某些疾病。因此，为了锻炼安全，一定要科学适量。

注意锻炼时衣着合理

在任何情况下，老年朋友都不能穿塑料底或硬底鞋进行锻炼。要根据气候的变化，及时调整衣着鞋袜。锻炼时的鞋子要尽量合脚，不要过紧或过松；衣服不要穿得过厚，汗湿内衣后要及时擦干身体，更换内衣。由于老年朋友对自然环境冷热变化适应能力较差，因此如遇天气突然变化，如冷空气侵袭或大风雪天等，为了安全，应在室内锻炼。

不要与他人争胜好强

老年朋友锻炼身体结伴而行本是好事，但是，在锻炼时不要争强好胜，要理性对待比赛。无论什么情况老年朋友在锻炼时都应情绪稳定，避免过分激动，要心平气和，兴味盎然，保持愉快，不要和别人争高低，不要过分激动和生气。

要注意自己在锻炼中的身体变化

许多老年朋友有时对自己的身体变化不在意，这是很危险的。老年朋友在锻炼时如果发生胸部疼痛、胸闷、透不过气、头昏眼花或心律反常时，应立即停止运动，并请医生检查，以保安全。

"我体质好，不碍事"

《三国演义》中的关云长曾给世人留下了"千里走单骑，过五关斩六将"的英雄美名，但还是在大意之中"失荆州"和"败走麦城"。所以，"好汉不提当年勇"也就成为我们要牢记人都会有不顺意时刻的口头禅。下面这位仁兄，年轻时是一位体格健壮的体育爱好者，但是在"古稀之年"却因一句"我体质好，不碍事"而吃尽了身体受害的苦头。

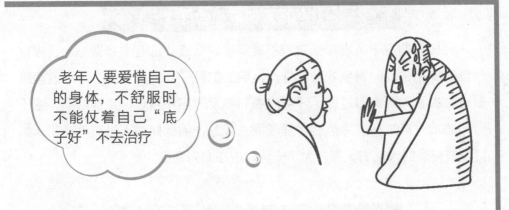

老年人要爱惜自己的身体，不舒服时不能仗着自己"底子好"不去治疗

▶ 故事回放

李老师是一位体育学院退休的专业老师，曾经是一位"十项全能"运动员，挺拔的身材、健壮的体格，总给人一种青春犹在、活力四射的感觉，虽然已是七十岁的人了，但给人的感觉也就五十多岁。他喜欢打乒乓球，退休后在小区康乐中心经常与一些老年朋友打球。去年仲夏的一个傍晚，他与几位球友又开始了"搏杀"。他体质好，球技也堪称业余中的"高手"，几盘下来其他球友都纷纷败下阵来，他虽然也满身大汗，但心里依然是美滋滋的。于是就在空调机出风口处坐下来休息，球友们看到此景就开玩笑地说："李老师你别坐在'风口浪尖'上呀，当心着凉感冒哦！"他听罢顺口说了一句"我体质好，不碍事。"3分钟后他感觉身体一紧，打了一个冷颤就起身站起来，接着又打了两盘。晚上回家后，他感觉有点儿累，没有怎么吃饭，就洗洗澡躺下睡觉了。但是半夜12点左右，他浑身发烫，老伴儿一量体温吓了一跳，40.5℃！于是，赶紧上医院。来到急诊室，说明情况之后，医生打了一针退烧针，开了一些口服药，老伴儿陪他一起回到了家。但是第二天仍然高烧不退，他坚持不再去医院，心想自己体质好，吃点儿药就扛过去了。不曾想这种情况持续了两天，第三天在孩子们的再三敦促下他又来到了医院检查，结果诊断为急性心肌炎，医生建议住院治疗。他住院半个多月，出院后其体质与气色再也没有活力四射的感觉了。为此，他后悔莫及，全家也是每每说起都埋怨他不懂得爱惜自己的身体。

▶ 安全与健康常识还需牢记于心

李老师作为一位体育专业老师，他不是不晓得锻炼后的健康安全，只是处于大脑极度兴奋状态下忘记了安全的基本常识。李老师这次因急性心肌炎住院治疗，其直接原因主要在两方面忽略了老年朋友在锻炼时必须注意的安全问题。

第一，因竞赛和对抗引起神经系统的剧烈兴奋，失去了对运动量有意识的控制，导致大量出汗，身体能量透支，这是老年朋友体育锻炼时的大忌。在任何时候，老年朋友参加体育锻炼都要坚持适量原则，不能超负荷锻炼，更不能以身体能力的极限满足一时兴趣的快乐。

第二，运动后在空调出风口吹冷风，这是图一时身体痛快，以损害身体健康为代价。老年朋友在体育锻炼之后，要尽快擦干身上的汗，并及时更换衣服。

这两项是老年朋友体育锻炼中最基本的健康与安全常识。李老师在大病之后逢人就告诫周围的老伙伴们，体育锻炼要时时刻刻注意安全与卫生常识，千万不要以自己的健康成本为代价，忽视本可以避免的身体伤害。

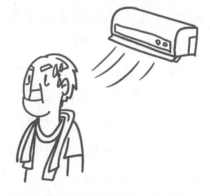

老年朋友锻炼后出汗一定要注意保暖，要擦去身上的汗，谨防感冒，千万不能在空调和风扇下吹风

话说老年人科学锻炼与养生

健身步道上的"全武行"

在我国，全民健身已上升为国家发展战略。为此，在不同城市的公共环境与居民小区，政府安装了许多适合中老年朋友体育锻炼的健身器材，此举对推荐全民体质健康发挥了积极的作用。然而，谁曾想就在我国北方某城市的"健身步道"上，两位老人为了争夺使用健身器材，上演了一场老人版的"全武行"。

▶ 故事回放

北方深秋的早晨，已经略有一丝寒意。这天早晨在小区的健身步道发生了本不该出现的令人痛心的一幕。王大爷来到健身步道准备在器械上练习，并顺手将围巾挂在了健身器械的握柄上，之后王大爷就在附近先做一些拔筋踢腿的准备活动。这时慢跑到健身器材前的许大爷看到器材上没有人，就上去开始锻炼。在一旁拔筋踢腿的王大爷发现许大爷就立刻说："喂！你

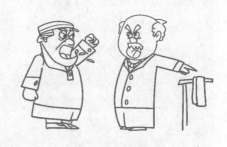

退一步，海阔天空

没看到有人在练了吗？"，许大爷说："你不是没练吗？"王大爷立刻又说："我的围巾先占着了，就等于有人练了！"此时许大爷很是恼火，但没有理睬王大爷而继续踩着踏板练习，王大爷的围巾也从握柄上滑落到了地上，这使王大爷很不爽了，认为是许大爷故意将自己的围巾弄到地上的，于是上来就推了许大爷一把。这下也把许大爷彻底激怒了，上来就推了王大爷，这一来一往两人就扭打在一起了，并在地上滚来滚去。两人的推打声音惊动了周围晨练的人们，大家赶紧过来将滚在地上的两位老人拉开。此时，两人的面部也都有了擦伤，分别坐在一旁还喘着粗气瞪着眼睛看着对方。后来听人们说，这件事之后，王大爷和许大爷谁也没有再来过健身步道进行晨练，也许是怕见到熟人不好意思吧。

▶ **体育锻炼除了要注意安全，还要注意礼仪与礼貌**

体育，是人类文明演进过程中的一种文化现象。体育不仅追求人的身体的健康，更是对精神的历练与陶冶。早在 1917 年 4 月 1 日，毛泽东就以署名 "二十八画生"，写下了《体育之研究》的著名论文，并以 "文明其精神，野蛮其体魄" 诠释了对体育精神的高度认识。我们都曾目睹过竞技场上不文明的行为，大家也都给予过谴责与批评。然而，王大爷与许大爷两人的不文明行为，我们又很难用较为激烈的语言去谴

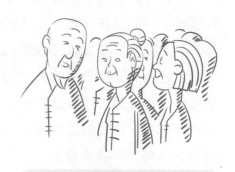

让和谐奏出老年朋友晚年生活的幸福篇章

责和批评。也许是中华民族作为一个礼仪之邦，一向是注重尊老爱幼、和谐相处、恪守礼仪的缘故吧。可能在我们生活的周围，还有一些老年朋友在体育锻炼时，由于争强好胜，互不相让，经常发生口角和不愉快的事情。但愿看到这个故事的老年朋友，在今后的与人相处时多一分包容，少一分抱怨；多一点儿礼仪，少一点儿粗鲁；多一些理解，少一点儿误会，让我们大家共享晚年和谐、幸福、美满的生活。

老年朋友体育健身活动应该注意哪些安全问题？

由于老年朋友身体机能的特点，无论是身体的代谢能力，还是身体的运动能力，都是处在一个渐进性衰退与机能下降的状态。因此，强化老年朋友在体育健身活动中的安全问题，并非是一个个体问题，而是一个带有普遍性的社会问题。老年朋友体育健身活动的安全性问题，概括起来说，就是体育健身活动的前、中、后三个阶段的问题，既涉及运动方法，也有运动环境的选择；既有衣着穿戴，也涉及运动过程中的安全意识等。

锻炼之前要"热身"，拉伸筋骨不能少

从竞技运动来说，运动员要想取得好成绩，一定要在比赛开始之前，按照科学的方法，使身体机能得到充分"预热"，才能保证在正式比赛和完成技术动作时，发挥最大的身体机能水平与运动技术能力。体育锻炼也是如此，只有将身体的相对"静止状态"，通过一定的方法逐渐过渡到"运动状态"，才对身体锻炼有意义。而老年朋友更是如此，不要认为老年朋友体育锻炼时动作幅度、运动强度都很小，就不用做"热身"，这是错误的认识。

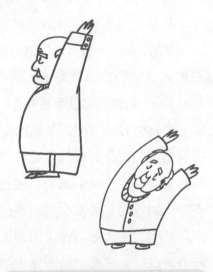

以肌肉拉伸和局部关节伸展活动为主的"热身"活动，是老年朋友锻炼前不可缺少的内容

以下是老年朋友在锻炼之前，以肌肉拉伸和局部关节伸展活动为主的"热身"活动。通过体育锻炼前的"拉伸"练习，确保在体育锻炼过程中避免造成关节扭伤和肌肉拉伤。

▶ 头颈部拉伸

坐下后保持身体直立，肩部稍压向后下方，头部缓慢右倾，左手自然下垂，右手经头顶伸向左耳，缓缓用力，将头部向右侧缓缓下压，保持 30 秒后手臂放松，头部缓慢恢复至中间位置，然后做异侧拉伸，也可将手置于脑后或额前下压做前后拉伸。该动作拉伸头颈部。

老年朋友锻炼前"拉伸"口诀之一

"热身"练习有顺序，
自上而下讲节律。
先做前屈再侧拉，
弓步开胯扭转体。

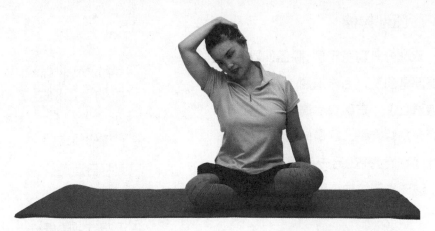

▶ 肩部及上肢拉伸

身体保持直立并提胸，将右臂举至脑后，肘部弯曲，右手落于两肩胛骨间，左手压住右肘部，在右肘部保持不动的同时，左手轻压右肘强化拉伸，保持 30 秒后肘部放松，在另一侧重复以上动作。该动作可拉伸肩部及上肢。

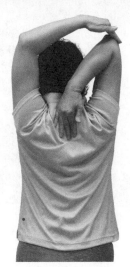

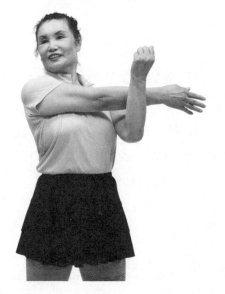

身体保持直立，右臂向左伸直，左臂弯曲勾住右臂并向后震动，保持 30 秒后放松。该动作要注意肩部下沉（避免耸肩），伸直的手臂尽量向远伸，但肩部不要随着运动，身体与之反方向作用，保持正直。放松后在另一侧重复以上动作。该动作可拉伸肩部及上肢。

▶ 腰腹部拉伸

双腿分开稍宽于肩，膝盖伸直（避免腿部弯曲），上体前屈（腰部尽量保持直立），右手掌尽量伸向左脚前地面，左臂上举，尽量向远伸。保持30秒后放松并在另一侧重复以上动作。该动作可拉伸小腿及腰侧肌肉。

老年朋友锻炼前"拉伸"口诀之二

腰部拉伸很重要，
只因平日运动少。
减少赘肉靠综合，
每天坚持效果好。

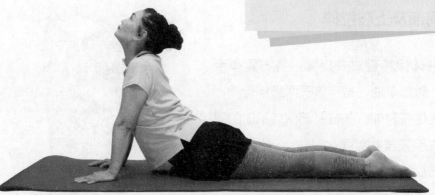

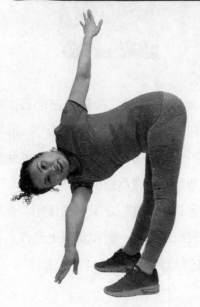

身体正面朝下伏于地面，双手置于肩下地面，双手用力推起上半身，但臀部及双腿保持不动（下半身不离开地面），且双臂尽量伸直拉伸腹部，保持30秒后放松。该动作可拉伸腰腹侧肌肉。

▶ 下肢拉伸

身体直立，左侧小腿弯曲，双手于体后握住脚尖，将脚尽量向身体部位拉伸。拉伸时注意身体尽量保持直立（肩部、臀部、膝盖尽量保持同一直线）。保持30秒后放松，可换异侧腿做，若身体难以保持直立，也可侧卧做，该动作拉伸腰腹侧肌肉。

老年朋友锻炼前
"拉伸"口诀之三

下肢拉伸莫小觑，
膝、踝功能了不起。
一旦受伤不能走，
卧床拄拐难直立。
锻炼之前要"热身"，
确保膝踝没问题。

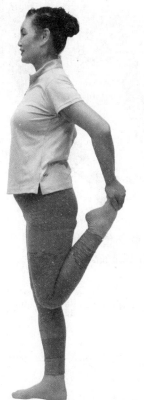

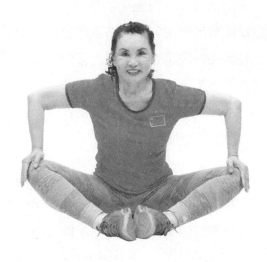

坐下后双脚脚心相对，双腿放平，上身保持直立（腰部避免弯曲），双手放于两膝处，两手同时下压膝盖，尽量将双膝向平压，保持30秒后放松。该动作拉伸大腿内侧肌肉。

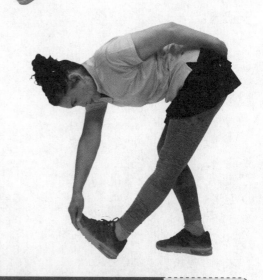

两脚左右开立，右腿屈膝全蹲，全脚着地，左腿挺膝伸直，尽量远伸。两手可扶于右膝，向下压振，下振时要逐渐用力，开胯沉髋，挺胸下压，使臀部和腿内侧尽量贴近地面移动，保持 30 秒后放松，可换异侧腿做。该动作主要拉伸大腿内侧肌肉和髋关节柔韧性。

两脚前后开立，右腿在后弯曲，左腿在前伸直且脚尖勾起，右手尽量下伸握住脚尖，左手背于身后，腰部尽量保持伸展下压，避免弯曲，保持30 秒后放松，可换异侧腿做。该动作可拉伸腰部和小腿肌肉。

老年朋友拉伸锻炼应注意的事项

1. 锻炼拉伸要循序渐进，牵拉肌肉不要过分用力，以被牵拉肌肉、韧带有轻微不适感即可。幅度由小到大，先做几次小幅度的预备拉长，然后加大幅度，

2. 拉伸肌肉韧带时不要屏住呼吸，动作要缓慢，应采用伸展 — 放松 — 再伸展的方法。

3. 拉伸锻炼可在其他锻炼之前（如慢跑、健身走等）进行，有助于热身，防止受伤。而在其他锻炼后做拉伸锻炼，也有助于放松肌肉，消除疲劳。

身体特征人人有，适合自身最重要

从身体形态来说，人有胖、瘦、高、矮之分；而从身体机能来说，也有好、坏、强、弱之别。虽然体育锻炼的方法很多，但不一定都适合老年朋友。老年朋友应当根据自己的身体条件和身体能力，选择适合自己的体育锻炼方法。俗话说"鞋子只有穿在自己脚上，才知道是否合适"。因此，老年朋友切不可看到别人的锻炼方法，就一定要效仿学习，选择对自己身体健康有帮助的锻炼方法，才是科学的，也是安全的。（具体项目介绍见第二章71页。）

运动穿衣应讲究，合理着装助我行

老年朋友参加户外运动的着装不仅涉及舒适问题，也关系到运动时的安全问题。千万不要小觑着装问题。下面介绍一位老年朋友参加健身走的着装故事。

▶ 马大姐的"高档运动装"带来的困惑

故事回放

马大姐的儿子听说老妈要参加小区老年人健身走锻炼，非常支持！于是专程到体育服装专卖店给老妈买了一套具有防雨功能面料的运动上衣和裤子，当马大姐看到价格不菲的名牌运动装时，虽说是心疼，但还是觉得儿子真孝顺！第二天就穿上这套具有防雨功能面料的运动装，来到了老哥哥老姐姐们聚集的操场，在做完热身活动后，便开始健身走。当走到不足一半路程时，她感觉浑身发热，迈

**老年朋友健身走
着装口诀**

健身走，户外行。

选服装，很要紧。

透气好，排汗快。

弹性强，有保障。

体感舒，信心足。

健康行走有力量。

不开腿。这种情况连续几天，直到她因换洗衣服，穿上另外一套纤维棉的普通运动装时，那种感觉就没有了，这是怎么回事？她纳闷了。

故事解惑

儿子给她买的这套具有防雨功能的运动服，由于防雨功能的面料一般不透气，当她走了一半身体出汗时，体内的热量散发不出去，就在皮肤与衣服之间聚集，再加上这种面料没有弹性，当步幅稍大一点时就会有缠绕的感觉，迈不开腿。

故事提示 老年朋友选择户外运动服装时，一定要以宽松、透气好、有弹性、易排汗为前提，秋冬两季有一定的保暖性。不要选择面料较硬、透气性与弹性较差的服装。

▶ 对老年朋友户外锻炼着装与穿鞋安全的建议

老年朋友参加户外体育锻炼或其他健身活动的着装与穿鞋的安全性问题，直接关系到在锻炼过程中的安全保障，因此，大家可根据自己的身材与脚的尺寸，在选择服装与鞋袜时应注意以下的问题。

服装面料的选择

聚酯纤维面料	俗称"涤纶棉"，具有较高的强度与弹性恢复能力，因此坚牢耐用、抗皱免烫。但是吸湿性、透气性较差
纯棉面料	纯棉制成的运动服装，或者有少量化纤与棉花混合的服装，具有吸湿性强、保温性好等特点，但是易皱、易缩水、易变形，而且缺乏弹性
混纺棉面料	以棉纤维为主，属天然纤维织物，既具舒适、凉爽透气的特性，又有配色柔和、悬垂性好以及缩水率小等优点。混纺棉的运动服装，更符合老年人各种户外运动的需求，是老年朋友运动服装的首选

款式、色彩、鞋子

● 款式

　　老年朋友购买户外运动服装时，一般尺寸要比平时的服装略大一些，以便户外锻炼的需要。无论男女，老年朋友参加户外健身锻炼时，一定不要穿牛仔裤。而女性朋友在户外运动，比如健身走时，建议不要穿有钢圈的内衣，避免因走动摆臂的作用，造成胸部不适的窘境。

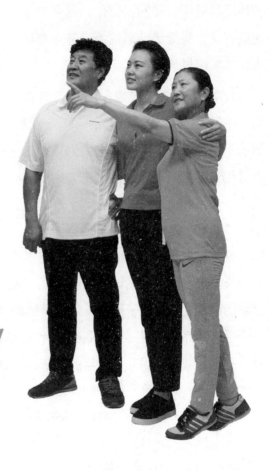

帅气的老年运动装，不仅显得精神，而且更是安全的需要

● 色彩

　　老年户外健身锻炼的服装色彩的选择，应根据季节的不同而有所区别。

第一	第二
夏季不要选色彩偏重的深灰、深蓝、黑色，这类色彩的服装吸热，不利于排汗散热。	应选择色彩比较鲜明，具有安全提示性功能的颜色，如红色、黄色系列。

● 鞋子

鞋子对老年朋友参加户外健身锻炼的作用是非常重要的，但是，很多老年朋友会认为买跑步鞋最适合户外体育锻炼。其实这是一个误区。

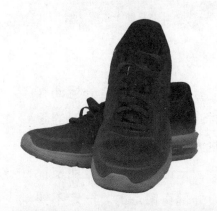

比如跑步与健步走，由于二者在运动中所受的冲击力有很大不同，一般情况下，跑步所受到的冲击力为体重的2~3倍，而健身走所受的冲击力为体重的1.2~1.5倍。因此，跑步鞋的设计是以吸收最大冲击力为目的，以柔软、

老年朋友选择锻炼健身的鞋子，不仅要合脚，更要安全可靠

缓冲性强设计为主。健身走由于冲击力对身体的影响较小，而且接触地面的时间较长，安定感强是设计的第一要素。因此，健身走的专用鞋设计要软硬适中，穿着的稳定性好，鞋子要有一定的重量感，踩进去的同时脚趾可以自然展开，具有空感好特点。如果鞋子的底部设计得太软，就会感觉走路不稳，反而会影响健身走的锻炼效果。因此，老年朋友在选购健身走鞋子时，一定要选择适合健身走的专用鞋子，而不是一般的跑步鞋。当然，"千层底"的手工布鞋也不适合老年人健身走用，不要把日常穿着舒适的感觉当作适合户外健身锻炼的需要。

汗水没干，冷水莫沾

出汗是一种正常的生理现象，人体通过出汗来调节体温。如果不出汗，那就糟了。比如：当我们运动时，血液循环就会加快，此时体温就会升高，随着体温升高体内的水分通过身体的汗腺排出体外，从而降低体温；而天冷了，汗腺和毛孔就会收缩，不再流汗，身体通过抑制汗腺的交感神经，防止体温散失。但是，当我们出汗时，或者伴随着运动汗水不断通过身体的不同部位排出体内时，对于我们老年朋友来说，也是最容易出现"受风""着凉"的危险时刻。即便是在停止运动后，身体也不会马上停止出汗，如果此时用冷水洗脸，或饮用冷水，都会对身体造成严重的伤害。因此，"汗水没干，冷水莫沾"是老年朋友在参加体育锻炼，或者日常生活中需要切记的安全常识。

▶ 运动后要用干毛巾擦汗

老年朋友在任何情况下都不能过多地出汗，出汗太多会导致老年朋友体内钠流失，不利于身体健康，最好是微微出汗即可。但是，在夏天锻炼时，由于气温高，运动中和运动之后，都会比平时出汗多。因此，老年朋友在夏季锻炼时，除了注意调剂与控制好锻炼强度和排汗量之外，还要注意在运动后要在避风处用干毛巾及时擦去身上的汗，换上干燥的衣服。

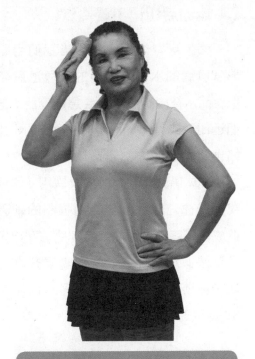

老年朋友锻炼时最好带一块干毛巾方便擦汗

▶ 运动后勿用冷水擦身降温

很多老年朋友在锻炼后，甚至在锻炼中，由于出汗较多，为了一时舒服，就用冷水洗脸，或用冷水毛巾擦汗来降温，这种情况是老年朋友身体锻炼与养生保健的大忌。由于锻炼后身体的毛细血管处于运动后的扩张状态，冷水接触身体后，一是会造成血管急速收缩，不利于体内毒素排出体外；二是冷水伴随着"湿毒"也会进入体内，造成对身体的伤害。还有不少老年朋友在户外锻炼后，回到家中立即洗澡，这也是不科学的。应该是在运动结束 15~20 分钟后再洗。老年朋友在运动后洗澡时，也要注意水温不要太低（尤其是夏天），但也不宜太高，尤其是血压高的老年朋友，不能用太高温度的水洗澡。

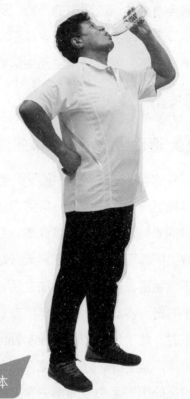

▶ 运动后切记不喝冷饮

大家可以想象一下，当我们用凉水浇灌热气腾腾的水杯，水杯的热气迅速被压制消散，而水杯中的热水也会急速变温。这正是我们运动后或者出汗后身体接触凉水时的反应。如果我们的体内由于运动所产生的血液循环加快，体温升高，此时如果饮用冷饮或凉水，我们的体内器官就会受到强烈的刺激，甚至造成胃肠痉挛。因此，老年朋友在出汗之后，尤其是锻炼出汗之后，应喝温开水，也可以喝一杯淡盐水，在补水的同时也补充机体因出汗而损失的盐分。

> 运动后喝冷饮将极大地伤害身体

锻炼过程莫戏言，精力集中才安全

老年朋友参加体育锻炼，不仅要注意锻炼前的"热身"，还要注意锻炼过程中要集中精力，莫要一边锻炼一边聊家常，尤其是在器械上锻炼时，更要保持注意力集中，否则就会出现以下"安全事故"了！

▶ 故事回放

小区马大姐的儿子下个月就要结婚了，全家上上下下都在忙着准备婚礼。这天马大姐晨练又来到小区健身步道的器材区，与小区的几位老姐姐一起开始了锻炼。马大姐这天还是在器械上做踩转轮的锻炼，此时与几位老姐姐开始一边锻炼一边聊起家常，聊着聊着大家就说到马大姐家下个月要给儿子办婚礼的事情，马大姐说到高兴时，就情不自禁地应和着大家。"哎呀！"马大姐脚踩空，一屁股就坐在了地上，大家赶紧围过来看马大姐摔得咋样。此时，大家仍旧在开马大姐的玩笑："马大姐，您这叫乐极生悲呀，哈哈！"还好，马大姐仅仅是脚扭了一下，无大碍，没有影响马大姐给儿子办喜事，但是马大姐的脚还是瘸了十几天。

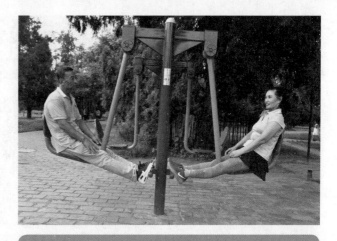

老年朋友在锻炼过程中的聊家常看似无妨，其实存在着安全隐患，因此，老年朋友在器材锻炼时要集中精力，不要在锻炼中戏言

▶ 集中精力锻炼，既有效又安全

老年朋友在锻炼过程中如果一边聊天一边锻炼，不仅会影响锻炼动作的节奏感和动作的准确性，而且会造成因注意力分散导致安全事故的发生。当然，老年朋友聚集一起锻炼是件好事，大家可以在锻炼开始前热身时，聊一聊，但在锻炼开始时就要集中精力，尽量不要一边聊天一边锻炼，尤其是在做一些器材锻炼，或气功、太极拳锻炼时，老年朋友要集中精力于锻炼时的动作、节奏和气息的交换，切不能一边肆意说笑一边锻炼，那样不仅达不到锻炼效果，而且如不注意还易出现安全事故。

不逞强，多健康

很多老年朋友在参加体育锻炼时，往往会有一种年轻人特有的激情与冲动，认为自己身体基础好，不服老，甚至还有与年轻人比试的冲动。其实，老年朋友的不服老、锻炼时爱逞强是一个普遍现象，比如下面这位惠大爷"逞强"就带有普遍性。

惠大爷年轻时是一位体育爱好者，即便是在晚年惠大爷仍然坚持体育锻炼，甚至仍然按照年轻时的方法锻炼。但是问题就是在这种看似不服老的情况下发生了。

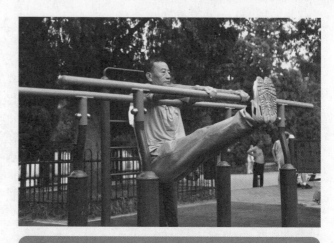

这些体育锻炼方式，对老年朋友不一定适合，且存在诸多安全隐患

▶ 本不该发生的故事

惠大爷已经七十多岁了，几年前的一个早上，他像往常一样，在小区的健身器材的单杠上练引体向上，做了几个动作后突然觉得左手发软，握不住单杠，他甩甩手，认为不碍事，但是，回家后很快就感到左侧身体麻木。于是，家人就把他送到医院诊治。起初被诊断为脑中风，医生建议住院治疗，可住院治疗后病情不见好转反而加重，以至四肢无力，双腿已无法行走。经过影像检查后发现异常，随后进行专家会诊，结果确认为椎体硬脊膜外血肿，在医生的建议下，对他进行了手术治疗。手术后虽然血肿切除了，但是，由于血肿对周围神经造成了压迫，使他从此丧失了原有的身体机能。如今惠大爷出行要坐轮椅，生活不能自理，且大小便失禁。

▶ "偷懒"也许是好办法

很多老年朋友在体育锻炼时，经常会与他人比试，这种心态就是不服老的典型表现。由于老年朋友身体机能的下降，运动能力的衰减，因此，经常会发生"心有余而力不足"的情况。老年朋友们之间的"比试"，就很容易造成类似软组织损伤、骨折，或其他创伤的发生。

对此，老年朋友在日常体育锻炼时，不妨有意识地"偷下懒"，适时适量，点到为止即可，以微微出汗为最佳。切记不要不顾自身的能力和身体现状，盲目苛求动作标准，或与年轻人比力量、比强度。

根据老年朋友的生理变化和机能特点，应重视有助于心血管健康的运动，如游泳、慢跑、散步、骑车等，应注意避免快速和变化过猛的动作，如跳跃、倒立、滚翻、冲刺等，这些极易损伤老年人的筋骨，甚至会发生意外事故，更不要参与一些以力量、强度为体现的比赛。

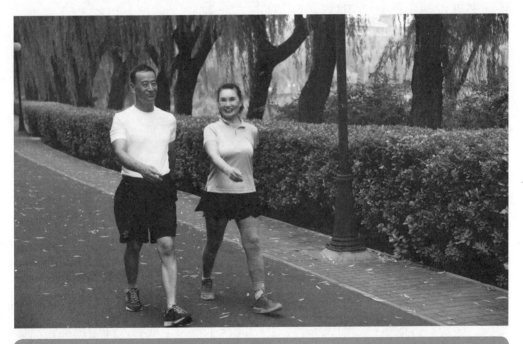

力所能及的锻炼才是适合老年朋友的锻炼

与人为善，颐养天年；与人争恶，健康折寿

人们通常会认为，教育和经济状况对人的寿命有直接影响。但是，有记者在对几十位百岁老人的调查研究中发现，虽然长寿者的养生经验各不相同，但共同的特点则是：心胸开阔，品行善良，热爱劳动，坚持自己的事情自己做，坚持做合适的体育锻炼，基本不挑食，按时睡觉与起床，家庭和睦。其中"好心态、家庭和睦"，是记者采访过程中最明显感受到的相似之处。

著名军旅作家阎肃先生，曾对老年朋友的身心健康有过一段这样的描述：人的衰老是不可抗拒的自然规律，但这并非说明生理衰老与精神"老化"是同步的。人的情志、精神是构成健康的一个重要方面。一般而言，身体健康称"健"，心情愉快称"康"，合称"健康"。可见老年朋友保持愉悦的心情、包容的态度、和谐的心态，

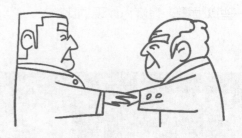

包容、豁达不仅是老年朋友心理健康的重要基础，也是生活养生的重要内容

才是晚年健康的重要基础。相反，如果人到晚年想问题、做事情、处理家庭与社会人际关系时，心胸狭窄，斤斤计较，只怕自己吃亏，总认为自己在生活中"失去"的太多太多，而"得到"的却太少太少，常常无中生有地怀疑别人或歪曲周围人的原意，为一些鸡毛蒜皮的小事与人争吵或生闷气，把自己的身份、地位、级别看得很重，总怕失去什么。时间长了就会造成老人抑郁病症，严重影响身心健康。

可见，老年朋友在晚年的心理健康，不仅是老年朋友参与体育锻炼的重要基础，也是生活养生的重要内容。那么，老年朋友怎样防止或改掉精神忧郁、癔病和偏执等心理现象呢？下面给老年朋友一些建议。

▶ 老年朋友要跳出以"我"为中心的狭小圈子

老年朋友在晚年生活的诸多方面，都会产生患得患失的心理现象，遇事总是想到自己，以我为中心，稍有不如意就闷闷不乐，感到委屈、压抑，甚至愤怒。这种心理现象会对老年朋友的心理健康造成极为不利的"安全"隐患。要防止或改掉老年朋友这种心理"安全"隐患，就必须跳出"我"的小圈子，去掉一些私心，减少一些计较，时间久了就会慢慢开阔起来。平时应注意丰富生活，增加人际交往，冲淡自我中心倾向，淡化患得患失的心理。

▶ 宽容他人，严于律己，能获得更多的尊重

老年朋友的晚年生活贵在和谐，而和谐的基础就是包容。如果一个宽恕待人的人，心胸开阔、宽恕仁爱，他自身的修养不但臻于完美，与他人之间也是一团和气，会得到更多的尊重。

老年朋友的晚年生活，与早年的生活有很大的差异性。也许会少了许多曾经的部下对自己的恭维态度，也许需要求得别人帮助时，往往是失落与失望。如果老年朋友遇到类似的情况就闷闷不乐、生闷气、抱怨，实际上就是自毁自身的身心健康。

　　老年朋友都知道，以擅画梅花、兰草、菊花、竹子的清朝著名书法家、文学家郑板桥，曾对自己擅长的兰草绘画技艺有这样的评说：兰草有了荆棘的护卫，生长得越发旺盛。这兰草就是君子，荆棘就是小人，君子离不开小人的滋养，他能容纳小人，如此他就成为了君子。人生在世，不必一意求取功名，能够平平安安地过一生，也就心满意足了。有恩于人，固然是件好事，但也无须耿耿于怀，希望对方勤思报答于己。为人处世，只要不招致他人怨恨，也就算是成功了。

　　苏联作家高尔基曾经说过：给予永远比索取要好。因此，老年朋友不妨牺牲一点儿利益，放弃一点儿功利，这并不影响什么，但却可以换来更多的和谐与宁静，得到了他人的理解与尊重，自己的心灵也会因为付出而感到满足和充实。

老年朋友锻炼后舌尖上的"安全"

　　老年朋友在进行体育锻炼后，及时进行充足的营养补充，这不仅能够加强老年朋友对营养物质的吸收和利用，而且可使体质的增强得到充分的物质保障。

　　老年朋友合理的饮食与体育锻炼有机结合，对提高身体素质和身体机能、减少疾病的发生率、延缓衰老有着极其重要的功能效果。反之，老年朋友忽视了体育锻炼之后的合理营养，不仅锻炼效果会大大削弱，而且会对身体健康产生不良的影响。所以，老年朋友体育锻

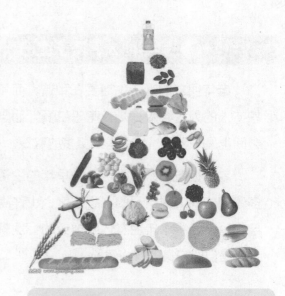

老年朋友锻炼后的饮食有讲究

炼后的饮食"安全",也是不能忽视的重要内容。但是,老年朋友在体育锻炼后,怎样才能做到饮食合理呢?以下是对老年朋友体育锻炼之后,在饮食方面的几点建议。

运动后远离节食减肥的误区

很多老年朋友在退休之后身体开始发胖,于是就想通过体育锻炼,并在锻炼后以节食达到减肥的目的。其实,这是一种误区,对老年朋友来说也是事关"舌尖"安全与身体健康的大问题。

▶ 导致老年人肥胖的原因

肥胖,是机体脂肪细胞数量增加或体积肥大使体内脂肪堆积过多和(或)分布异常,体重超过标准体重 20% 以上的病理状态。

患有老年肥胖症者,往往会因体型的超常而产生自卑感、焦虑、抑郁等身心相关问题,并在行为上也经常会引起气急、关节痛、水肿、肌肉酸痛等症状体。此外,与老年肥胖症密切相关的一些疾病如心血管疾病、高血压、II 型糖尿病等患病率也随之增加。

老年朋友患有肥胖症的主要原因有以下几种

运动量减少

随着年龄的增长,老年朋友活动量、运动量多有不同程度的减少,原来工作期间的精神紧张程度也放松下来,因而饭吃得香、吃得多,无形之中摄入量超大,时间长了就会造成肥胖。

饮食不合理

　　不良的饮食习惯，尤其是过多的脂肪摄入，以及老年朋友们好静不好动的生活方式，引起热能投入与消耗的失衡，造成脂肪在皮下和内脏器官周围过度蓄积，从而使身体发胖。

人体生理功能的改变

　　进入老龄生活之后，人体各组织脏器功能也逐渐衰老，新陈代谢能力减低，尤其是更年期妇女，由于性激素分泌量减少，脂肪易堆积而形成肥胖。

爱吃甜食油炸食物

　　甜食油炸食物吃得多，如油饼、油条、花生、瓜子天天吃，甜的糕点和饮料不计量，时间长了也会造成肥胖。

▶ 老年朋友锻炼后节食的危害是什么？

　　老年朋友在锻炼后，通过节食来减肥的做法不仅不科学，甚至还会造成对身体更严重的伤害。那么，老年朋友锻炼后节食减肥的危害有哪些呢？下面给大家予以说明。

蛋白质缺失

　　前边跟老年朋友说过，人体形成的基本单位是细胞，而细胞的形成主要成分则是蛋白质。也就说，我们人体的每个器官都会涉及蛋白质，当蛋白摄入不足时，便会影响整个身体的机能。尤其是老年朋友们，由于身体机能的渐进性衰退，如果蛋白质缺乏，就会加快生理机能的衰老，造成新陈代谢紊乱、内分泌失调和抵抗力下降，严重者会出现水肿，蛋白质缺乏严重者可直接危及生命。

各种维生素不足

由于老年朋友的生理机制的衰退，身体所需要的维生素又大都是通过食物摄入的，因此，如果因节食的原因导致维生素缺乏，就会产生一系列的生理反应，给身体带来严重的危害。比如，如果缺乏维生素 D，就会使钙流失的速度加快，骨质疏松的问题就会更加严重。

加速体内蛋白质消耗

由于节食导致老年朋友营养吸收不足，而体内的蛋白质为了维护生命基础的需要，就要优先被消耗，但是，蛋白质在分解消耗的过程中，又无法被完全分解，从而产生自由基，而自由基则是人体疾病及衰老的罪魁祸首。

所以，老年朋友在运动锻炼之后，通过节食的方式减肥是一种严重的误区，只会造成身体所需营养素的缺失，加速老年朋友免疫功能的衰退，进一步影响身体健康。久而久之，就会感到疲惫、虚弱和易怒，并加大了感染流行性疾病的概率。

晨练不要空腹

晨练，已成为很多老年朋友日常生活中不可缺少的事。但是不少老年朋友在晨练后会感觉头晕、心慌、腿软，出现站立不稳，甚至突然摔倒的现象。这是什么原因呢？

▶ 故事回放

不久前，王师傅从机关车队退休了。退休前整日忙于工作，出车时间不固定，经常是一大早就要离开家到单位。自从退休之后，王师傅就把晨练作为了每天的"规定动作"。但是，这几天他晨练之后回到家中，总感觉头晕、心慌，女儿帮他量了血压也正常，这是什么原因呢？后来，遇到了比他早几年退休的同一单位的老领导，在交流之后，王师傅才知道了晨练之后头晕、心慌的原因，都是空腹惹的祸！此后，王师傅早上吃一点儿点心，喝一杯牛奶，然后再出家门进行晨练，就再也没有出现过晨练之后的头晕、心慌的情况。

▶ 空腹晨练害处多

对于老年朋友来说，空腹晨练实在是一种潜在的危险。在经过一夜的睡眠之后，不进食就进行1～2小时的锻炼，腹中已空，热量不足，再加上体力的消耗，就会使人脑供血不足，哪怕只是短暂时间也会让人产生不舒服的感觉。因此，在不少老年朋友集中晨练的地方，经常会出现有人因头晕、心慌，造成站立不稳摔倒的情况。

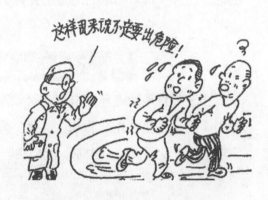

老年朋友锻炼后的饮食有讲究

老年朋友在进行晨练时，一是不要出门太早，最好待天亮太阳升起后再开始锻炼，这样才是最卫生和最安全的；二是老年朋友在出门晨练前一定要进食，可以选择松软、可口、温热的食物，比如热豆浆、热牛奶、点心、藕粉、粥、鸡蛋饼、燕麦片等。如果老年朋友因起床早不想吃东西，则可以在出门晨练时，带上一些小食品或热饮，以便在需要时及时补充。

运动后不要立刻进食

前边说的是老年朋友不要空腹进行运动，而运动后马上进食也是极不科学的，也同样会对老年朋友的身体健康造成危害。

▶ "热汤驱寒"带来的后果

"热汤驱寒",老年朋友们似乎都认同这种生活"常识",其实,这是一种不科学的生活习惯,时间久了就会对身体产生影响。听听以下这个故事给老年朋友的警示。

刘老师退休之后,一年四季无论天气如何,每天清晨都要坚持进行半小时的室外慢跑。近日,气温骤降,他锻炼完毕刚进屋,双手搓着冻得发

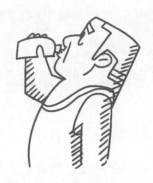

喝热汤、热茶的习惯有害身体健康

红的耳根,还没喘匀气,老伴便递上一碗热气腾腾的鸡蛋汤:"趁热喝,暖暖身子。"刘老师喝完热汤后,突感胃部不适,随即出现了恶心、呕吐的症状,呕吐物中还有鲜血!老伴慌了,连忙陪同刘老师去医院看医生。

接诊医生给刘老师进行了全面检查,详细询问了吐血的前后经过。医生的解释让老陈恍然大悟:冬日参加晨练,由于天气寒冷,加上机体尚未消除睡眠所带来的低体温、低基础代谢状态,冷空气就会对鼻腔、气管和毗邻的咽、食道起暂时的降温作用,使机体出现"冷适应"。锻炼结束后,若不稍事休息,马上吞食刚烧好的过烫食物,很容易发生吐血、便血。

因此,老年朋友在运动之后,尤其是秋冬两季锻炼结束后,要在楼道里,或避风之处进行身体"休整",再让机体从"冷适应"逐渐过渡到"热适应"。进入家门,休息片刻再吃饭、喝水,而且食物不要过烫,这样才能避免"进门喝热汤,肠胃易受伤"的情况。

锻炼时饮水要讲究

老年朋友在参加体育锻炼时，由于排汗的原因会加重口渴的感觉，那么此时的喝水也是有讲究的，否则，也会对身体造成不健康的影响。

▶ 锻炼前的喝水

老年朋友在开始锻炼之前，为了在体内暂时贮存一些水分，减轻运动时的缺水程度，可在锻炼开始前 10 ~ 15 分钟适当补充水，这样可以使循环血量增加，血液黏稠度降低。但切记不要一次饮水过多，以 150 ~ 200 毫升为宜，以免增加心脏及胃肠道的负担。

▶ 锻炼中的饮水

如果老年朋友一次锻炼时间在 30 分钟左右，因时间不长可以不用补充水。如果老年朋友在一次锻炼时间在 40 分以上（比如打乒乓球、徒步走），则可根据情况适当补充水。一般为间隔 20 ~ 30 分钟 1 次，每次 150 ~ 200 毫升，大约大半杯。这种饮水法，水分是源源不断地进入体内，使血容量不发生太大变化，机体内环境较稳定，也不增加胃肠和心脏的负担，有利于生理过程和锻炼的进行。切记！老年朋友在锻炼过程中不要一次大量饮水，因为大量水分骤然进入体内，会使血液稀释，血容量增加，加重心脏的负担。此外，大量的水滞留在胃中，也会使老年人感到不适，并妨碍锻炼。

▶ 锻炼后的饮水

老年朋友在锻炼之后不应一次大量饮水，若运动时间较短，环境温度不高，可在运动后慢慢补充丢失的水分，以少量多次、缓慢、小口、喝温开水，每喝一小口的频率最好能大概保持与心跳频率相近。

　　此外，老年朋友在锻炼后补充水时，喝电解质饮料有助于对机体电解质的补充和促进体力的尽快恢复。电解质饮料的配置方法，是在饮料中添加一些钠、钾、氯、镁、钙、磷等无机盐。为了调节口味可以加入一些糖。

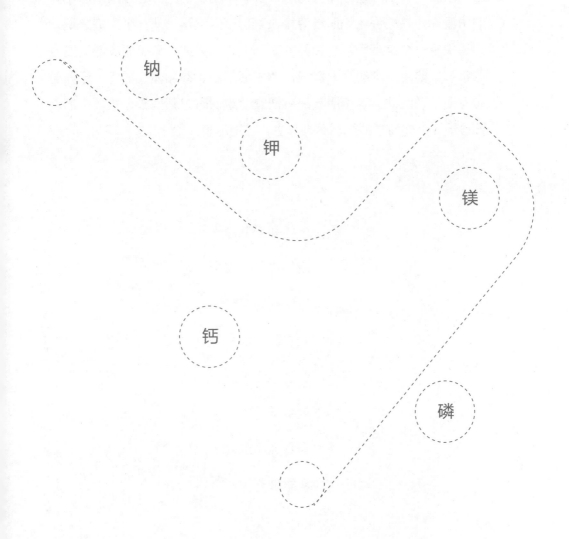

老年朋友体育锻炼"安全说"

结尾的话

安全，是人的一种本能需求。但是由于我们在生活中习惯于某种活动之后，安全问题往往容易忽视。老年朋友们的身心健康，从个人的角度说，是关乎老年朋友健康长寿的个人大事；从一个家庭来说，则是关乎一个家庭幸福、和谐的家庭大事。因此，老年朋友要有安全的意识，要用安全的意识指导日常生活起居、参加体育锻炼、修养身心等每一项活动。老年朋友只有把安全意识时时刻刻放在生活中的首要位置，才能科学锻炼、尽兴养生，才能尽享天伦之乐。

诗云

少年有梦敢为先，

晚年生活想安全。

好汉莫提当年勇，

人生都有耄耋年。

生活锻炼修身心，

遇事谦让心不烦。

天有风雨难确定，

科学锻炼保安全。

老年朋友体育锻炼与生活方式"平衡说"

开头的话

早在我国的《汉书·律历志上》中，就有对"平衡"的描述，即"准正，则平衡而均权矣"，意思是说，平衡就是均匀地分配权利和利益。其实，平衡的作用不仅体现在自然界和人与人之间的各种社会活动中，还反映在人的自我意识与生活方式中。随着年龄的增长，老年朋友的生理机能会渐进性衰退，通过体育锻炼与调剂生活方式，修养身心，可以取得增进身体健康、丰富生活情趣、延年益寿之功效。

本部分将通过对老年朋友生活方式的调剂、生活情趣的培养，并配合合理的体育锻炼的讲述，帮助老年朋友处理好生活方式的调节与体育锻炼之间的关系，并了解如何在生活中提高平衡能力防止摔倒的相关知识。

生活方式——老年朋友身心健康的"天平"

健康，不仅是没有疾病或者不虚弱，而且是身体的、精神的健康和幸福的状态。随着年龄的增长，老年朋友的生理机能会渐进性衰老，同时也必然会反映到心理的变化上，并产生各种不同于退休前的特殊需求，进而使生活方式也发生很大的变化。如何让老年朋友适应身体与心理所发生的诸多变化，找到适合自己的、科学的健康生活方式，下面我们就说说这个问题。

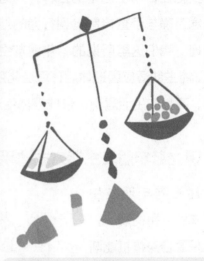

老年朋友的身体健康，就像是一个天平，如果失去了平衡，身体健康也就会出现问题

退休生活要从建立生活"平衡观"开始

老年朋友在退休之前，大部分时间是在工作岗位上度过的。几十年来的紧张有序的生活，形成了一种习惯，刚退下来时精神、身体各方面都会有很多不适应。

这种不适应的原因，就是许多老年朋友面对人生转折，缺乏心理上和精神上的准备，因此产生失落感，甚至感到生活百无聊赖。这种心态往往会使不少老年朋友对退休生活陷入悲观绝望的境地，客观上造成了加速自身衰老的进程，进一步增加了自己的失落感。

老年人退休后需要寻求新的生活内容，应该以另一种新的生活方式替代退休前的生活节律，让自己的退休生活多姿多彩，充满阳光。生活"平衡观"就是老年朋友生活方式的重要"天平"。

▶ 什么是老年朋友的生活"平衡观"？

我们在日常生活中的各种行为选择，是受主观意识支配的，也就是说，思想观念正确与否直接影响到行为的结果。因此，人们常说"观念先行"就是这个道理。我们这里所说的老年朋友生活"平衡观"，就是指老年朋友在思想认识上，能主动适应因退休后环境变化所带来的生活方式的转变，树立积极、健康、文明、高雅的生活意识，形成退休生活的各个方面平衡发展的生活方式。

▶ 建立老年朋友生活方式"平衡观"的身体要素

建立老年朋友生活方式的"平衡观"，首先是源自身体机能渐进性衰退的需要。老年朋友在退休之后，其身体的机能将出现以下生理性变化：

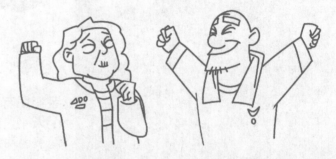

建立老年朋友生活方式"平衡观"的重要基础，是身体的健康平衡

第一 神经系统的灵活性降低，记忆力减退，对各种刺激的反应比较迟钝，身体容易疲劳，疲劳后恢复较慢。

第二 躯体形态发生变化，身高出现萎缩，皮肤干燥，起皱纹，牙齿逐渐脱落，头发变白或脱落，肌肉的弹性差，并伴随着视力、听力减退和机体代谢的消化力减弱等。

第三 心血管系统机能下降，心肌萎缩，血管壁硬化，管腔变小，血流阻力加大，动脉压升高，使心脏负担加重等。

第四 呼吸系统功能衰退，表现为肺泡壁弹性降低，肺泡萎缩，肺活量减小，积存在肺泡里的残气量增加，容易造成肺气肿及呼吸困难。

如果我们采取消极的生活方式，就会加快老年朋友生理功能的衰退速度，导致各种疾病的发生。因此，老年朋友需要积极参与身体锻炼，以增强健康水平，延缓身体机能的渐进性衰退，保持正常生活所需要的身体素质与生活能力。

▶ 建立老年朋友生活方式"平衡观"的心理因素

老年朋友退休之后，生活节奏与周围环境发生变化，对心理的影响是多方面的，甚至是导致各种疾病发生的首要因素。

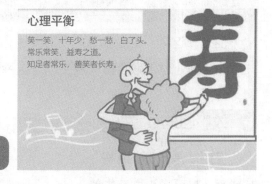

心理平衡

笑一笑，十年少；愁一愁，白了头。
常乐常笑，益寿之道。
知足者常乐，善笑者长寿。

老年朋友心理平衡是长寿的重要因素

第一	第二	第三
社会交往减少，人际交往的活动也显著降低，于是老年朋友极易产生孤独感和失落感，造成生理功能（如思维意识和语言表达能力）的快速衰退。	精神文化的活动形式与内容发生明显的变化。不少刚刚退休的老年朋友的精神文化活动形式与活动内容，由于受到年龄阶层的影响会产生一定的抵触与排斥。	活动空间的显著性变化。老年朋友退休之后，其活动的主要空间是以家庭为主要场所，家庭成员成为老年朋友生活的主要伙伴。因此，家庭生活的各个方面，都会成为影响老年朋友生活质量的重要因素。

以上三方面的因素，对老年朋友退休之后的心理影响是最为突出的，因此，老年朋友要通过积极的生活态度，主动适应这些变化，并且通过符合身心健康需求的生活方式的调剂，达到身心健康的平衡发展。就如同人们经常说的那样，只要做到心理平衡，就掌握了健康的钥匙。

老年朋友打麻将"益智"与"伤身"的平衡观

> 打麻将，几乎是国人皆知，且十分流行的娱乐活动。这项始创于明朝的娱乐活动，的确给不少人带来了喜悦，尤其是对老年朋友来说，打麻将对老年朋友的智力锻炼十分有益。所以，人们也就把打麻将称之为"益智游戏"，它可以锻炼人的脑、眼、手，使人在游戏之中获得逻辑力和敏捷力。

但是，这项"益智游戏"如果忽视了在"益智"与"伤身"之间"平衡"关系的正确处理，就会再次发生以下这种情况。

▶ 故事回放

王阿姨是一位"麻将"发烧友，打麻将也就成为她退休生活的重要内容。去年初夏的一个晚上，她早早收拾完碗筷，就约几位"麻友"在自己家的专用房间里"开战"了。这天她的手气不怎么好，快到 12 点了几位老姐姐说不打了，可是她不同意，认为自己的手气可以"时

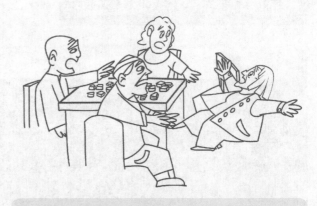

老年朋友打麻将乐极生悲的事情时有发生

来运转"。没办法，几位阿姨也就只好再陪着她打下去了。你别说，她越打越神勇，接连几盘连续"开和"，可是此时她的神情不仅没有兴奋的样子，而且一直在出汗。就在此时，她的头一歪，身体就顺着椅子滑坐在了地上。大家伙赶紧叫醒她的老伴与孩子们，并打了 120 送到医院急救。也许是"上帝"还眷恋她，没有因这次"中风"而送命，但偏瘫是必须面对的了。从此，她的生活不能自理成为过于迷恋"打麻将"的代价。

　　"打麻将"的确对锻炼老年朋友大脑灵活性、防止产生老年痴呆症有一定的益智作用，但是，长时间地坐在那里打麻将，不仅对颈椎和椎间盘不好，容易发生脊柱两侧的韧带僵硬，影响血液循环，致使大脑供血不足，而且还会引起紧张、兴奋、激动等情绪的急剧变化。人在兴奋激动时，属于失常状态，人的体内会释放大量收缩血管的激素，使心、脑血管收缩，引发脑血管意外、心绞痛、心肌梗塞、心律失常，甚至猝死。

▶ 老年朋友"打麻将"应注意的问题

　　老年朋友在退休后邀老友们聚在一起，打打麻将，放松一下心情，休闲娱乐一下，既可以起到加强感情交流及沟通信息的作用，也避免了孤独寂寞对身体造成的不利影响。但是，一定要注意以下问题。

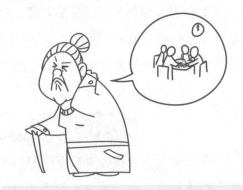

老年朋友长时间坐在那里打麻将，将严重伤害身体健康

时间不宜过长

　　老年朋友打麻将的时间不宜过长，时间久了视力高度集中，容易用眼过度，发生干眼症，严重的还会导致玻璃体出血，使视神经受压、受损，造成视力减退。尤其患有白内障等眼疾的老年朋友，更应注意休息，避免长时间用眼。一般来讲不要超过两小时，中间还要适当休息，活动一下腰肩腿脚，晚上尽量不要打麻将，以保证足够的睡眠时间及膳食营养。这样，才能有益于身心健康。

不要久坐保持一个姿势

老年朋友久坐，身体会十分劳累，腰颈椎以及全身肌肉都会承受较大压力，易造成肩、颈、腰软组织损伤，继发脊椎退行性改变、腰肌劳损、下肢静脉栓塞等病变。此外，有些老年朋友打麻将时经常憋尿，这是非常不利于健康的，还会损伤膀胱，引发前列腺疾病。

不要影响正常的饮食与就寝

有些老年朋友为了过足麻将瘾，时常不顾及吃饭和休息，或胡乱用一些零食和方便面充饥。长期下去，不仅伤肠胃、耗心血，而且容易造成血糖过低，导致头晕目眩，营养失衡，免疫力低下，影响身体健康。

要注意室内通风

有些老年朋友在冬季打麻将时怕冷，往往门窗紧闭，室内空气流通不畅，加之有人抽烟，空气污浊，对老人呼吸系统损害极大，可能会引起上呼吸道感染和哮喘等疾病。春夏季节，有些老人喜欢坐在路边打麻将，由于粉尘、汽车尾气等污染严重，既不利于健康，也不安全。

老年朋友"懒"与"勤"的平衡观

"会当凌绝顶，一览众山小"，这是唐朝诗人杜甫《望岳》中的名句。当下有不少老年朋友在谈起自己的生活习惯与生活方式时，经常对"懒"所造成的身体变化，以"一懒众衫小"自嘲。其意是人一懒就胖，一胖原来的衣服都小了。在老年朋友"懒"与"勤"之间，由于存在着因选择的生活方式不同，其结果也会给老年朋友的身心健康带来不同的影响。

▶ 懒得走路容易引发慢性病

有的老年朋友不喜欢出门，坐在沙发上看电视，一坐就是好几个小时，时间久了就会使健康受损。专家研究发现，老人中约有 6% 冠状动脉心脏病患者，以及 7% Ⅱ 型糖尿病和 10% 乳癌与大肠癌患者，是由于活动量不足导致肥胖而引起的。

人进入中老年后，其荷尔蒙的变化会促使血压上升，而走路锻炼可以减少血压上升。一天走路 1 小时，有预防 50% Ⅱ 型糖尿病的效果，因为走路可以消耗葡萄糖，

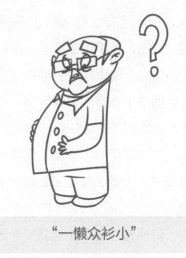

"一懒众衫小"

降低血糖值。持续 40 分钟以上的走路，有助于分解燃烧体内的中性脂肪，降低胆固醇含量，预防心血管疾病。中速或快速的走路有助于高血压、糖尿病及高血脂的预防与治疗。此外，走路还可以预防乳癌、大肠癌。但是，如果老年朋友懒得走路，就很容易让身体失去保护机制，进而引发高血压、糖尿病及高血脂等慢性疾病。

▶ 懒得思考引起思维迟钝

老年朋友身体懒惰容易引发慢性疾病，心理懒惰也会影响心理健康平衡。

健康有赖于心理上的平衡，有赖于神经系统保持一定的紧张性，而懒惰却使人的生理系统，尤其是神经系统处于松弛状态，导致应激性能变异，对外界环境适应能力下降，因而极易遭受疾病的侵袭。

专家认为，人的身体机能会随着岁月而逐渐衰退老化，而脑部却是身体机能中越用越灵光的器官。经常动脑可以刺激脑部细胞的活力，到了 70 岁，思维仍能维持在壮年或中年时期那样灵敏。懒得动脑的老年朋友其大脑功能的退化要比勤于用脑的人快，容易健忘、记忆力差，甚至发生老年痴呆症的几率也高。

▶ 懒得吃饭易患消化系统疾病

老年朋友中有懒得走路的，也有懒得动脑的，殊不知还真的有懒得吃饭的人呢！当然，这里所说的懒得吃饭不是不吃饭，而是不规律的进餐习惯。老年朋友由于身体机能的生理变化，消化功能也会日渐衰退，如果老年朋友不规律地进餐就会造成消化功能的改变和紊乱，不规律地分泌消化液又反过来会影响老年人的消化系统，形成恶性循环，继而又导致老年人食欲不佳，甚至对进食有厌恶的心理。因此，老年朋友饮食不规律、暴饮暴食、饮食不卫生等，这些不良的饮食习惯不仅容易引起各种急、慢性胃炎和胃溃疡，还会造成老年朋友厌食的心理性疾病。

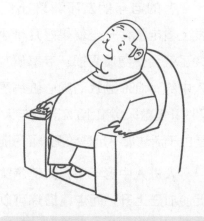

"懒"对老年朋友来说，是诱发各种疾病的主要原因

还有不少老年朋友懒得做事情，也会给身心健康造成不良影响。比如，懒得收拾屋子容易患过敏性疾病；男性懒得刮胡子会增加患癌风险；女性懒得晒太阳则容易缺钙。还有不少老年朋友觉得"少刷一次牙问题不大"，殊不知，藏在口腔内的细菌还会转移到咽喉部，引发咽炎、肺炎等呼吸系统炎症。所以，一个"懒"字就会成为严重影响老年朋友身心健康的"拦路虎"。

老年朋友晨练选择中的平衡观

俗话说："一年之计在于春，一日之计在于晨"。也许我们从孩童时期就受到这句话的影响，认为早晨作为一天当中最好的时光，不能荒废了，以至于到了晚年，老年朋友仍然是把早晨的锻炼看作是最有效果的时刻，甚至还大有"一人晨练，带动全家，影响一片"的社会意义。但是，从人体科学锻炼的角度来说，晨练也不能一味地认为就是一天中最适合老年朋友身体锻炼的时间。

▶ "闻鸡起舞"老年朋友适合晨练吗?

"闻鸡起舞",传说是东晋时期的名将祖逖(tì)年轻时就很有抱负,为了报效国家,每天一听到鸡鸣,就披衣起床,拔剑练武,刻苦锻炼。后来以"闻鸡起舞"比喻有志报国的人及时奋起图强,自强不息。在日常生活中,许多人也习惯"闻鸡起舞"来锻炼身体,特别是老年朋友,

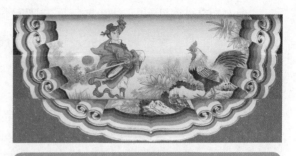

祖逖"闻鸡起舞"不一定适合今天老年朋友的晨练

天尚未亮就睡醒了,清晨早起到户外去呼吸新鲜空气,根据自己的爱好,进行适度的运动,这对舒展筋骨、促进血液循环、对阳气升发和郁滞宣行、增进食欲、改善机体对氧气利用的功能,都会大有裨益。

不少专家认为,晨练对老年朋友的身心健康有很大的帮助,晨练可以在以下方面提高老年朋友的身心健康水平。

晨练能提高机体的均衡性和灵活性

可以改善神经系统功能

晨练活动可提高老年朋友中枢神经系统的机能水平,提高机体的均衡性和灵活性,提高大脑皮质的兴奋与抑制的转换能力。

可以改善运动系统功能

经常参加晨练的老年朋友,可以提高肌肉组织的贮氧能力,改善肌肉组织的能量供应,延缓肌肉力量的衰竭,保持肌肉组织的耐久力。

话说老年人科学锻炼与养生

可以提高呼吸系统的能力

科学的晨练活动可以使老年朋友呼吸频率加快，呼吸加深，提高老年朋友的供氧能力。专家通过研究发现，经常晨练的老年朋友，呼吸系统老化速度比不晨练的人慢50%。

可以提高和改善循环系统的功能

经常参加晨练活动的老年朋友，不仅可以加强新陈代谢，而且能改善血管的弹性，提高血液量，促进血液循环，提高机体的摄氧能力，减少老年朋友心血管疾病的发病率。此外，老年朋友经常参加晨练，还能改善骨骼的营养状况，增强物质代谢，使骨骼有机成分增加，并可改善骨骼肌与关节韧带的弹性和柔韧性，从而可提高骨骼抗弯、抗拉、抗折、抗压和抗扭等的性能，同时还可以提高关节和韧带的活动幅度和灵活性。

可以增大老年朋友的社交圈

由于老年朋友的晨练具有社会的普遍性，同时又是相对集中在公园、街心花园、社区健身步道等社会公共场所。这就为老年朋友这一特定的社会群体之间的交流营造了一定的环境和条件。由于大家都具有相同的健康诉求，通过晨练大家聚集在了一起，于是"一回生，二回熟，三回就是老朋友"，大家一起跳广场舞，一起锻炼，一起聊天，不仅锻炼了身体，增进了健康，也通过"晨练社交圈"拓展了社会关系，增强了与人交流的心理诉求，避免了孤独与认识能力的衰退。

从老人的身体特征来讲，晨练是符合老年朋友身体锻炼的健康需求的。但是，由于老年朋友的身体机能状况存在着个体性的差异，以及不同季节的气候条件、所居住的城市生活环境和条件的不同，老年朋友的晨练还是要科学选择。因此说"闻鸡起舞"并不是一种适合所有老年朋友晨练的科学方法。

▶ 老年朋友晨练应该注意的问题

《黄帝内经》指出,春、夏两季要"夜卧早起",秋季要"早卧早起",而冬季则要"早卧晚起"。对于老年朋友来说,这是很科学的养生之道。冬季和气温过低的天气是不宜晨练的,尤其是老人体温调节能力较差,一遇风寒,阳气闭塞,经脉的气血循环受阻,极容易发生瘀阻,老年朋友冬季晨练发生中风和心悸梗塞的几率都会大大增加。因此,老年朋友选择晨练,一定要根据自身的健康状况,合理安排,科学选择锻炼的时间与环境。一般情况下,老年朋友选择晨练应注意以下问题。

患有心血管疾病的老年朋友不宜晨练

由于早晨是人体肝脏含糖最低的时候,老年朋友在这一时段进行锻炼,作为运动能源的糖,将主要靠脂肪分解供给。脂肪作为能源物质源源不断地进入血液后,由于肌体不能有效地利用其中的游离脂肪酸,致使游离脂肪酸浓度大幅度提高。由于老年朋友心肌活动能力较低,过剩脂肪酸所带来的毒性,往往会导致心率失常,严重者甚至会引发心源性休克。所以,专家是不主张患有冠心病、高血压的老年朋友晨练的。

··· 晨练指数 ···

小知识

1级:非常适宜晨练,各种气象条件都很好.

2级:适宜晨练,一种气象条件不太好。

3级:较适宜晨练,两种气象条件不太好。

4级:不太适宜晨练,三种气象条件不太好。

5级:不适宜晨练,所有气象条件都不好(所有气象条件是指天空状况、风、温度、湿度以及污染状况)。

按照晨练指数指导晨练

晨练指数是指根据风向、风速、温度、湿度和大气污染情况等,通过天气预报供人们了解天气综合情况的数据。

话说老年人科学锻炼与养生

老年朋友要选择适合晨练的指数预报来参加晨练，避免在天气状况不好的条件下外出晨练，以免对身体造成不利伤害。

注意晨练的科学步骤

老年朋友参加晨练一定要注意以下问题

一是在晨练之前，应该要适当地吃一些食物，尤其是有慢性病的老人；

二是要在太阳出来之后再外出锻炼，避免造成安全意外；

三是晨练前要做好身体准备活动，尤其是拉伸活动，谨防身体受伤；

四是晨练时间不宜太长，一般以 40 分钟为宜。

谨防"醉翁之意不在酒"的骗术

57 岁的吴阿姨参加晨练跳广场舞不到一年，她手机通讯录里的人数翻了一倍，微信好友也加了许多，这让她逢人便自豪地说："看！这些都是人脉，有点事都能互相帮忙的！"然而，上个月吴阿姨的微信好友向她极力推荐一种"国外带回来"的洗衣液，据说去污效果特别好，于是，她就花100元买了3袋。回家一用，衣服根本洗不干净，事后吴阿姨再也不好意思说她的人脉关系广了。

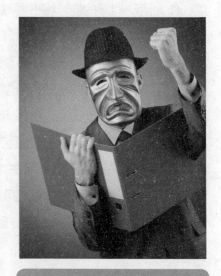

各种骗子云集老人晨练场所，只有一种原因，就是老人防骗的心理防线最容易被击溃

由于老年朋友对现代通讯智能平台的防范意识较弱，许多不法商人利用老年朋友的弱点，趁机在老年晨练的社交活动中实施诈骗活动，使不少老年朋友吃亏上当。因此，老年朋友一定要在老人体育锻炼的社交活动中提高防范意识，谨防诈骗。

老年朋友体型"胖""瘦"的平衡观

肥胖，可导致老年朋友患心血管疾病、高血压、Ⅱ型糖尿病等疾病，并且可引起气急、关节痛、水肿、肌肉酸痛等病症。于是"千金难买老来瘦"就成为不少老年朋友生活健康的"座右铭"。但有调查资料说：体瘦的老人化验检查发现，如果体瘦老人血压、血脂或血糖超过正常值时，其患心血管疾病、糖尿病的危险比正常体重的老人高出 5 倍，比胖老人高出 3.1 倍。据称，美国一位老年学研究专家思德列斯教授，其研究结果也显示，体型偏瘦的老

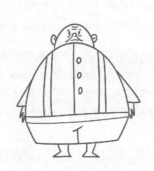 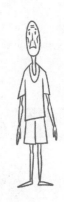

从老人身体健康的综合因素来说，过"胖"或过"瘦"，都会对自己的身心健康带来不利的影响

人抵抗力相对较弱，对环境的适应性差，特别容易发生流感、上呼吸道感染、肺炎等急性传染病，而且体型偏瘦的老人内脏下垂的发病率也较高。

其实，从老人身体健康的综合因素来说，过"胖"或过"瘦"都会给老年朋友的身心健康带来不利的影响。那么，怎样的体重才是健康的呢？我们从以下方面给老年朋友说说"胖"与"瘦"的健康平衡观。

▶ BMI 指数是什么？

人的体重是衡量本人健康的重要指标。目前在世界范围内人们衡量人体胖瘦程度以及是否健康的通用方法，就是体重指数的计算公式，通过这个公式计算可以得出人的体重健康指数，这就是 BMI 指数。

BMI（英文 Body Mass Index 的缩写）指数，是用体重公斤数除以身高米数平方得出的数字。

比如：一个人的体重为70kg，身高为1.75m，那么他的体重指数应该是：

70kg÷（1.75m×1.75m）=22.86，即体重指数为 22.86

BMI 指数划分体重级别

体重级别	男性	女性
过轻	低于 20	低于 19
适中	20 ~ 25	19 ~ 24
过重	25 ~ 30	24 ~ 29
肥胖	30 ~ 35	29 ~ 34
非常肥胖	高于 35	高于 34

专家认为最理想的体重指数是 22。

▶ 老年朋友胖瘦哪个危害大？

瘦与健康

人们习惯于把高血脂和肥胖联系在一起，然而，很多体重轻甚至消瘦的人，体内脂肪含量同样可能超标。由于没有"胖子们"警惕性高，很多体重过轻的老年朋友往往犯经验主义错误，甚至体检时自动忽略血糖、血脂检测项目，误认为血糖、血脂高属于"胖子们"的"专利"，岂不知，老年人体重过轻存在如下健康危险。

营养不良 体重过轻的老年朋友，其新陈代谢和各种生理功能都会比正常老人低，体质相对较弱，对饥饿和劳累的耐受能力差，常常会感觉精神不振，容易出现疲劳和头晕目眩的现象。此外，有些老年朋友并非天生就瘦，而是盲目推崇素食，只吃米面、蔬果、豆类等植物性食物，拒绝肉鱼禽类等动物性食物，这些老年朋友最容易出现因营养不足、能量缺乏，而导致发生贫血、免疫力低下和骨质疏松等情况。

易引发头痛　人的脂肪是内脏器官、皮下组织的保护器，起着衬垫支撑、缓解震动的作用。而体重过轻的老年朋友，由于没有足够的脂肪作为骨骼的缓冲物，久坐时臀部骨骼常因为被压而感到疼痛。有些体重过轻的老人也会因脚底脂肪垫薄，走路会觉得脚后跟疼，进而导致行走困难等。

免疫力下降　体重过轻的老年朋友免疫功能往往低下，对病毒和细菌等病原微生物的抵抗力较弱，容易患感冒、发热、慢性支气管炎、肺炎、肺结核等呼吸道疾病及消化不良、胃炎、胃溃疡、肠炎等消化道疾病，并且一旦患病，往往经不起疾病尤其是慢性消耗性疾病的折磨。偏瘦的老年朋友由于皮肤变薄和干枯，皮脂腺分泌减少，皮肤病的发病率也明显升高。

胖与健康

身体肥胖对老年朋友身体健康的危害是多方面的，也是危害极大的，有专家统计，老年人因肥胖导致死亡的概率仅次于吸烟，被列为第二位。老年朋友身体太胖，极易患上以下疾病。

高血压

老年肥胖是导致高血压发生的危险因素。一项对老年朋友的调查显示，体质指数（体重指数）小于 20 者高血压患病率为 7.55%，体质指数在 24~26 之间者高血压患病率为 20.26%，当体质指数大于 28 时，患病率达 36.89%。因此，老年人肥胖是导致高血压的重要危险因素。

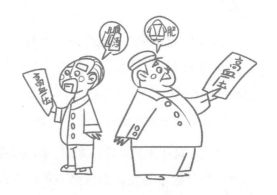

"人一胖各种疾病就会找上身"

糖尿病

老年人肥胖症与糖尿病关系密切，由于患肥胖症者进食量超过机体需要，过多进食刺激胰岛分泌过量胰岛素，出现了高胰岛素血症，使胰岛负荷加重，胰岛细胞增生肥大，长期这样可导致胰岛功能衰竭，进而发生糖尿病，并且极有可能引起心血管疾病，并导致肾衰竭等并发症。

呼吸功能不全

老年肥胖症患者由于胸壁和腹壁脂肪过多，呼吸活动受到限制，呼吸浅表，导致肺泡通气量减少，换气受限，造成二氧化碳潴留，动脉血氧饱和度下降，形成缺氧状态，可继发红细胞增多症，同时血液黏度增加，加重了循环阻力，心脏负荷加重，发生肺动脉高压，从而发展成慢性肺心病。

动脉硬化及冠心病

老年肥胖症者，大都有甘油三酯高的症状。由于体重超重、体表面积增大、脂肪组织过多、心脏负荷加重等因素，都可引起心脏缺血缺氧。再加上老年肥胖症者体力活动较少，造成冠状动脉侧支循环削弱或不足等，都会引发动脉硬化和冠心病。

胆道疾病

老年肥胖症患者，胆囊炎和胆石症的发病率会随肥胖程度和年龄增加而增加。这与老年肥胖症患者的肝脏和其他组织合成内源性胆固醇增多有关。若胆固醇比例增加，则胆固醇将析出结晶和沉淀，极容易融和成胆结石，以及继发性细菌感染而形成胆囊炎。

可见，老年朋友太胖或太瘦，都是有害健康的，不能从"二害"中再选其一。但是，有些老年朋友认为自己不胖也不瘦，就可以不在乎一些生活方式和饮食习惯了，其实这又是老年朋友的一个认识误区。

▶ "不胖不瘦"的认识误区

　　老年朋友的身体胖瘦，绝不是判断身体健康与否的唯一标准。不少老年朋友体重指数在正常范围之内，但却表现出胆固醇、甘油三酯、血糖、骨密度等不正常。有些老年朋友看上去身体挺好，但一测身体成分，脂肪比例太高，而脂肪比例过高就会引起老年朋友的常见疾病。这种情况主要是体育锻炼不够和肌纤维逐渐减少造成的。因此，体重指数正常的老年朋友，仍需要通过参加体育锻炼，改善体成分及肌肉脂肪的结构比例，以提高身体各方面的机能。

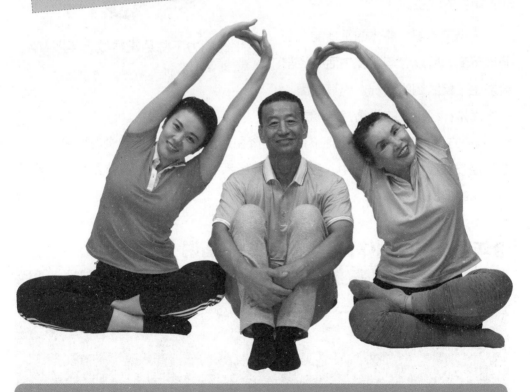

"老人身体不胖不瘦，就不需要锻炼"没有科学依据

体育锻炼

——老年朋友提升平衡能力防摔倒的法宝

跌倒是老年人常见的伤害事件，是老年人伤残、失能和死亡的主要原因，对老年人的健康威胁甚大，给家庭和社会带来巨大的负担。我国每年约有 4000 万 65 岁以上的老人意外跌倒，且老年人死亡原因 70% 与跌倒有关。防止跌倒对老年朋友来说是非常重要的问题。

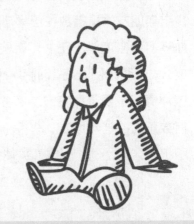

平衡能力下降经常导致老年朋友不慎摔倒

人上了年纪，身体的平衡能力会明显下降，所以老年朋友生活中经常会发生不慎跌倒的情况。究其原因，一方面是神经系统的平衡控制能力下降，另一方面是身体柔韧性和肌肉力量下降引起的身体控制能力衰退所致。可见，老年朋友在参加体育锻炼中，应重视对神经系统平衡能力、身体柔韧性以及肌肉力量的锻炼。

老年朋友防摔倒体育锻炼方法的平衡说

许多老年朋友都知道参加体育锻炼好处有很多，比如经常参加体育锻炼可以增强体质、预防疾病、延缓衰老、延年益寿等。但是，很多老年朋友对如何进行体育锻炼可以增强自己的身体功能、达到防摔倒的目的则没有太多的认识。为此，下面着重向大家介绍一些老年朋友防摔倒体育锻炼的平衡性原则。

▶ 柔韧性与力量性平衡锻炼原则

柔韧性是指人体关节在不同方向上的运动能力，以及肌肉、韧带的伸展能力。随着年龄的增长，老年朋友关节周围的关节囊、韧带、肌腱等会逐渐老化，柔韧性会减退，进而影响体质健康。

"筋长一寸，健康十年"，这是对老年朋友柔韧性锻炼最好的诠释。老年朋友加强身体柔韧性锻炼，可以增强关节囊、韧带、肌腱的韧性，预防因关节囊、韧带、肌腱功能退化而出现运动性疾病的发生与发展。而肌肉力量不仅是衡量体质健康的重要指标，也是老年朋友预防运动系统功能衰退的重要基础。当老年朋友的肌肉工作能力下降或衰退时，跌倒的危险就会

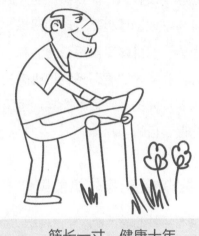

筋长一寸，健康十年

增加，而且各种运动性疾病的发生率也会提高，诸如椎间盘突出症、肩周炎、腰腿痛等退行性疾病。

所以，老年人参加体育锻炼时，既要注意身体柔韧性的锻炼（各种拉伸练习），又要注意与四肢和腰部力量性锻炼相配合，这样才能使身体的柔韧性与力量保持均衡的健康水平，防止摔倒的发生。

▶ 有氧运动与静力平衡锻炼原则

有氧运动是指运动时体内代谢以有氧代谢为主的运动，比如健康走、跑步、爬山、骑自行车、游泳等。对老年朋友来说，有氧运动锻炼，对锻炼肌肉力量、耐力、预防高血压、骨质疏松等，都有积极的锻炼效果。静力性锻炼，是指锻炼时使肌肉收缩，但相应关节并不运动。对于老年朋友来说，静力性锻炼主要是针对不常使用的肌肉锻炼，以增强这些部位的肌肉力量，比如蹲马步、拉伸

等，它可以用来增强大腿股四头肌的力量，对保护膝关节具有良好的锻炼效果。

老年朋友在进行体育锻炼时，既要注意科学地选择有氧运动的锻炼方法，也要注意身体不常用肌肉的静力性锻炼，让身体的循环系统和肌肉的力量得到均衡的锻炼，才能实现预防摔倒的最终目的。

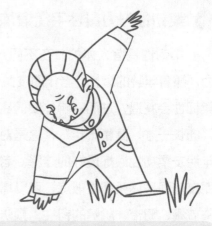

静力平衡练习很重要

▶ 局部功能与身体机能整体平衡锻炼原则

随着年龄的增长，人体各组织功能性衰退是一个大趋势，有些组织衰退得会很快，而有些组织则相对慢一些。比如老人身体发胖首先是腰围胖起来，原因就是腰部的肌肉锻炼较少，甚至不锻炼，所以脂肪容易形成堆积。而由于老年朋友经常选择健康走或跑步，所以大腿肌肉一般不会形成脂肪沉积。因此，老年朋友在锻炼时，一定要注意既要选择以提高身体整体机能水平的锻炼方式（如各种有氧锻炼），也要注意身体局部功能或不常使用的肌肉力量和柔韧性的锻炼。使身体的运动系统功能既保持整体的良好状态，又能使局部的功能与整体健康水平相适应。

老年朋友防摔倒的神经系统平衡能力体育锻炼

神经系统是人体内外信息调剂与保持身体机能平衡的重要系统，一旦神经系统出现问题，就等于人体对身体内外的信息接收和整合功能失去了作用。随着年龄的增长，老年朋友的神经系统功能会发生渐进性衰退，同时由于受到循环系统的某些因素的影响，也会导致神经系统的损坏，使老年人对自身身体的控制能力减弱，平衡能力下降以致反应迟钝、容易摔倒，给生活质量造成致命的影响。

体育锻炼不仅能够促进老年朋友身体健康状况的改善，还能在很大程度上预防老年人神经系统衰退、平衡能力下降。下面我们重点介绍两种适合老年人的神经系统锻炼方法。

▶ 闭眼独立时间长，平衡能力往上涨

闭眼单脚站立是通过测量人体在没有任何可视参照物的情况下，仅依靠大脑前庭器官的平衡感受器和全身肌肉的协调运动，来维持身体重心在单脚支撑面上的时间，以反映平衡能力强弱的一种手段，是对中老年身体素质的重要反映。同时，经常练习闭眼单脚站立，能快速提高老年朋友的平衡能力。所以说，闭眼单脚站立是一种对平衡能力锻炼与检测二合一的有效手段。

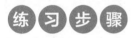

练 习 步 骤

进行锻炼时，老年朋友自然站立，当听到"开始"口令后，抬起任意一只脚，这时同伴开表计时，当练习的老年朋友支撑脚移动或抬起脚着地时停表。

老年朋友可以从一天做 2 次，每次做 3 组动作开始，逐渐延长练习时间。

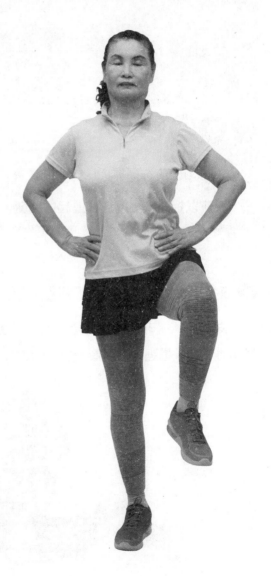

各年龄段不同性别中老年人闭眼单脚站立正常时间

性别	年龄	正常时间
男性	40～49岁	8秒
	50～59岁	7秒
	60～69岁	5秒
	70岁以上	4秒
女性	40～49岁	9秒
	50～59岁	8秒
	60～69岁	7秒
	70岁以上	5秒

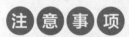

注 意 事 项

● 练习时应选择靠近扶持物的位置，以防失去平衡跌倒。

● 应以相对较慢的速度提起摆动腿，以增加平衡训练的效果。

▶ 对侧平衡常来做 腰不松腿不抖

对侧平衡是非常适合老年朋友的平衡能力练习方法，主要提高身体的平衡性和协调性，增强背部和腹部肌肉的力量。

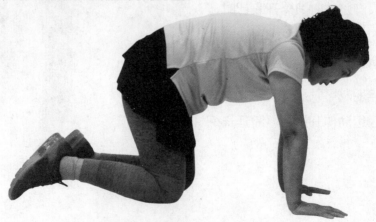

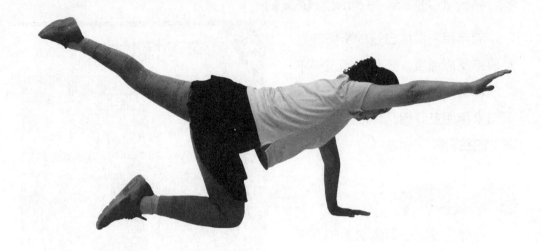

练 习 步 骤

● 双手和双膝同时撑地，双手支撑于肩膀正下方，双膝跪于臀部正下方。

● 左手撑地，右手前伸至与肩同高的位置，同时右膝跪地，左腿向后方伸直，保持背部平直和腹部紧绷。

● 保持平衡姿势不动，做 3 次深呼吸或保持 6 ~ 10 秒。

● 缓慢地放低右手和左腿，回到初始姿势。

● 交换支撑腿和支撑脚，重复上述动作。

老年朋友可以从一天做 2 次，每次做 3 组动作开始，逐渐增长练习时间。

注 意 事 项

● 为了防止膝盖磕伤，应在膝盖着地位置加垫一块海绵垫。

● 伸直手臂和腿部的动作越缓慢，发展平衡能力的效果越佳。

▶ 常做不对称操 平衡反应快又好

老年朋友锻炼自己的平衡能力及思维反应速度，还可以通过"不对称体操"的趣味形式来进行。以下向老年朋友介绍几种"不对称体操"的益智锻炼方法。

身体不对称操

身体直立，手臂依次上举、摸头顶、摸耳朵、摸肩膀、叉腰、摸裤线。不过左右手臂不同步运动，一手臂比另一手臂超前一拍或两拍进行。即左手摸头顶时，右手才开始上举，并依照顺序继续运动。

手指不对称操

身体或坐或站，伸出两手，手心相对，手指伸出。左手按拇指→食指→中指→无名指→小指顺序依次将五指弯向掌心；而右手的动作比左手慢 1 ~ 2 拍，或按相反顺序弯曲。

摆臂不对称操

小知识

不对称体操

又称"一心多用体操"，这种操打破体操的对称结构，按同步节奏练习的编排形式，在同一时间里用双手、双腿、躯干和头部完成各种不同的动作。这种体操锻炼能非常快地改进人的动作协调性，提高反应速度和身体灵活性。同时，具有开发右脑的思维能力的作用，对视觉听觉、空间知觉、身体运动的整体性过程和各种操作能力有积极促进作用。老年人通过不对称体操的锻炼可活化右脑，促进右脑血管的血液循环，增强和提高右脑半球血管的弹性和韧性，从而可有效地减少脑溢血等血管疾病的发生。因此，长期坚持不对称体操的训练，对老年人提升平衡能力十分有益的。

不对称操

自然站立，双臂自然前后摆动两次；然后双臂以肩膀为轴心划圆摆动，左臂按顺时针方向摆动，右臂则按逆时针方向摆动；双臂交换摆动的方向。

老年朋友防摔倒的身体柔韧性体育锻炼

随着年龄的增长，人体关节活动及其韧带、肌腱、肌肉、皮肤和其他组织的弹性和伸展能力会逐渐下降，即关节和关节系统的活动范围受限引起的身体柔韧性下降。而身体柔韧性下降正是导致老年人发生跌倒的主要原因之一。因此，通过适当的柔韧性练习，可以有效地降低老年人发生跌倒的风险。老年朋友最适合的身体柔韧性锻炼方法是经常进行力所能及的拉伸练习（具体锻炼方法介绍见第三章）以及瑜伽和芭蕾舞练习。

老年朋友防摔倒的肌肉力量体育锻炼

人在 50 岁以后，肌肉力量每 10 年会下降 15%~20%。肌肉力量不仅是衡量体质健康的重要指标，也是老年朋友预防运动系统功能衰退的重要基础。当老年朋友的肌肉工作能力下降或衰退时，跌倒的危险就会增加。因此，老年人进行力量训练，对于身体健康及预防跌倒有着非常重要的意义。下面给老年朋友介绍一套简单易行的力量训练方法。

▶ 颈部力量练习

在保持正确的颈部姿势的前提下，在前后左右四个方向使用手和头进行静力性抗阻收缩，每次保持 30 秒，重复 2~3 次。

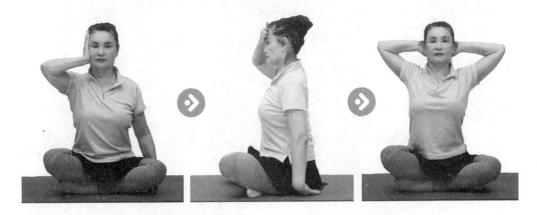

> ## 上肢和肩部力量练习

俯卧撑

　　俯卧撑是练习上肢及胸部力量的最常用方法之一，结合不同的锻炼环境和器械，俯卧撑的做法有多种，下面介绍其中的三种：撑墙俯卧撑、标准俯卧撑和脚撑瑞士球俯卧撑。这三种俯卧撑的练习难度一次增加，老年朋友可根据自身状况，循序渐进。

撑墙俯卧撑

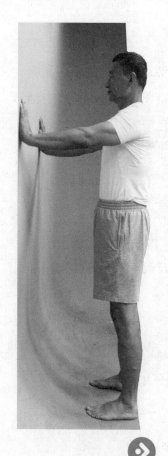
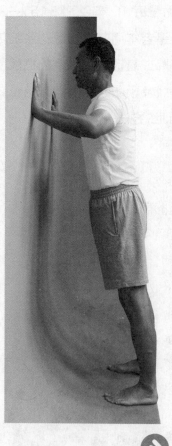
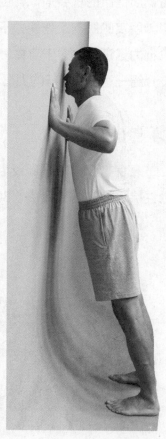

标准俯卧撑

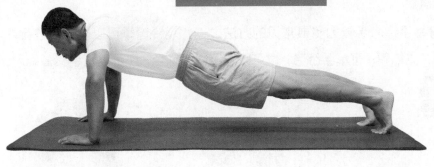

脚撑瑞士球俯卧撑

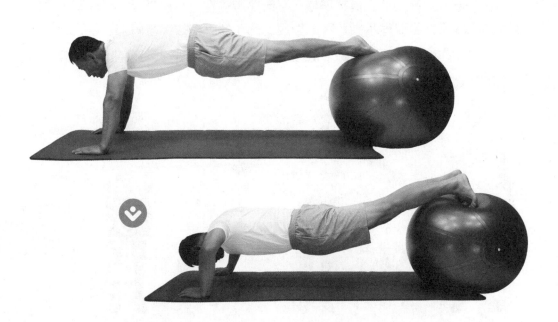

哑铃弯举

哑铃弯举是练习手臂力量最常见的方法之一，哑铃弯举可以以坐姿进行练习，也可以站立练习；可单手练习，也可以双手同时练习，还可以双手交替练习。

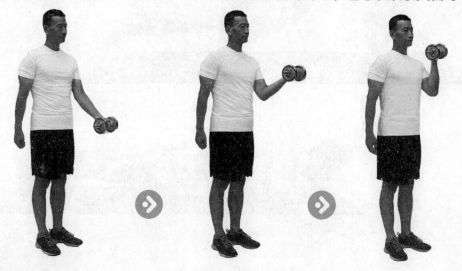

哑铃侧平举

两脚开立与肩同宽，背部挺直，双手抓握哑铃，双臂垂直于身体两侧，向侧上方平举哑铃至双肩水平，肘部微屈。此动作可有效练习肩部及手臂力量，但应注意动作的规范，开始练习时应选择重量稍小的哑铃，避免出现耸肩、左右手不等高等错误动作。

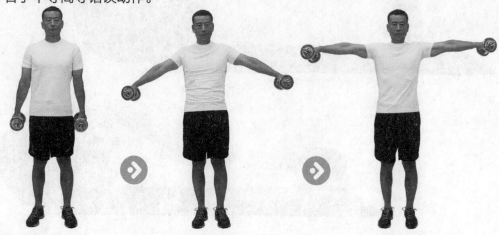

▶ **核心区力量训练**

腹桥（平板支撑）练习

　　肘支撑俯卧位，双肘与肩同宽，双腿靠近但不接触。练习者将骨盆抬离地面，肩关节、髋关节和踝关节保持一条直线，保持此姿势，刚开始练习时间可稍短，30 秒左右即可，随着练习次数的增多与核心力量的增强，可适当延长支撑时间。

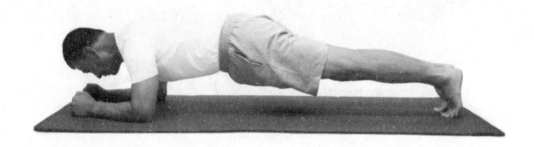

背桥练习

　　仰卧位，膝关节屈曲 90 度，双足置于地面上靠近但不接触。练习者将骨盆抬离地面。肩关节、髋关节和膝关节保持一条直线。保持此姿势适当长的时间。

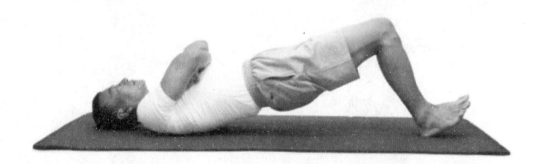

侧桥练习

　　侧身，身体保持笔直。一只手臂的肘关节呈90度，小臂支撑地面把身体撑起，使身体和地面成15度夹角；另一只手臂叉腰位于侧腹部。保持稳定，持续此动作适当长的时间，换另一边重复此动作。

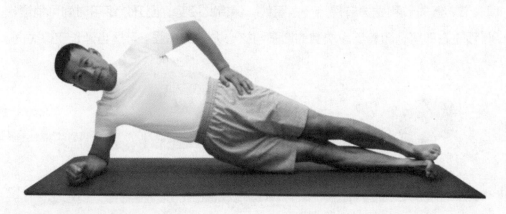

▶ 下肢力量训练

双腿半蹲

　　两脚平行开立同肩宽或略比肩宽，双腿下蹲，膝关节角度约为90度，身体略前倾，保持适当长的时间，可配合手部动作进行练习。

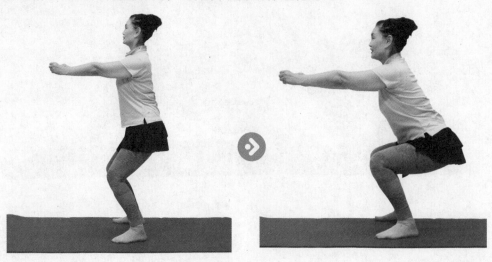

单腿固定支撑物半蹲

　　双手叉腰，上体保持正直。单腿站立，另一只腿向后伸适当的距离搭在固定支撑物（椅子、台阶等）上，下蹲至站立腿的膝关节呈90度，身体略前倾。保持适当长的时间后换腿重复此动作。

单腿瑞士球半蹲

　　开始时以立正姿势站好。右腿的下肢向后抬起，脚尖搭在瑞士球上。下蹲，身体略向前倾，右腿向后伸，使瑞士球滚动并保持小腿贴于瑞士球上，左腿自然弯曲至90度。保持适当长的时间后换腿重复此动作。

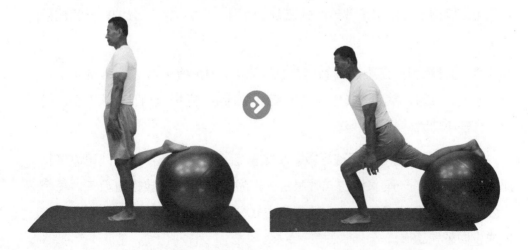

负重深蹲

双脚分开与肩同宽，双脚脚尖冲外，11 点 05 方向。收腹挺胸，后背挺直，下蹲至大腿与地面平行或膝关节稍小于 90 度，膝盖不要超过脚尖，上起至膝关节微屈，不要超伸。

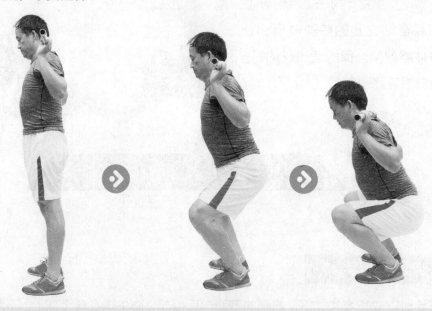

老年朋友进行力量训练时的注意事项

● 在做力量练习前，应进行充分的热身和拉伸锻炼，一是避免肌肉拉伤，二是可以获得更好的锻炼效果。做完力量练习，也要进行充分的拉升和放松活动。

● 力量练习一定要遵循循序渐进的原则，先做稍小负重（或徒手）、稍小幅度的练习，然后逐步增大负重和动作幅度，同样是为了确保安全。切记重量宁小勿大，勿争强好胜。

● 在力量练习中要调整呼吸。小重量练习，保持自然呼吸就可以了；如果重量较大，一般采用逆式呼吸法，即发力时呼气，放松时吸气。每个人要根据自己的情况，尝试几种呼吸方式，选择适合自己的呼吸方式，不做或少做憋气动作。

● 注意做好保护。一方面，练习者自身要做好保护措施，穿着合适的衣服和鞋袜，若有必要，则带好运动护具（护腰、护膝等）进行练习；另一方面，同伴之间应做好相互保护。

● 注意运动量的把握，避免过量锻炼，造成身体过度疲劳或损伤。

防摔倒居家小贴士

(1)家中铺设地毯、地垫的：在地毯、地垫下要放置防滑垫，替换掉容易打滑的铺设物，地面铺设物表面破损时要及时更换防止绊倒。

(2)家中有楼梯的：铺设地毯的家庭要将每层台阶上的地毯固定，没有地毯的楼梯台阶边缘要钉防滑条。

(3)地板和楼梯表面收拾整洁，不要堆放杂物、绳索等。

(4)合理放置家具，使通道上没有障碍物。

(5)及时清理任何水渍残留。

(6)在浴盆或者淋浴房安装扶手。

(7)在浴盆或者淋浴房安装防滑条或者橡胶防滑垫。

(8)老年人最好坐着洗澡。

(9)使用背面防滑的淋浴垫。

(10)在每个房间放一个手电筒。

(11)在卧室到盥洗室的通道上安装夜灯，方便老年人夜间起来。

央视防跌倒公益宣传片

老年朋友体育锻炼与生活方式
"平衡说"

结尾的话

　　当我们的年龄逐渐进入老年生活的时候，身心健康的生理调节能力就会随着身体机能下降而衰退。"夕阳无限好，只是近黄昏"，老年朋友要想让自己的晚年尽享快乐、幸福、健康、和谐的生活，就要学会在体育锻炼与生活方式之间，寻找适合自己身心健康的"天平"。让自己的生活方式更有规律，体育锻炼更加科学，生活情趣更富有激情与浪漫，那么我们"夕阳无限好"的生活美景，才能真正走进我们老年朋友的生活。

诗云

夕阳无限好，岁月近黄昏。

人老精神在，生活情趣浓。

心存少年志，不怕力难行。

锻炼强身心，疾病不上身。

健身寻规律，科学思想行。

拉伸经常练，筋骨有弹性。

肌肉力量壮，关节不遭殃。

平衡锻炼勤，走路步履稳。

老人身体健，全家皆平安。

淡泊名利事，谈笑一百年。

05

老年朋友心理健康与体育锻炼"贴心说"

开头的话

随着老年朋友身体机能渐进性衰退，大脑功能也会发生一些变化，出现感觉能力降低、意识性差、反应迟钝、对周围环境适应能力差和注意力不集中等问题。尤其是孤独老人，由于缺少与人的交流和感情沟通，最易产生忧郁感。长期忧郁就会焦虑不安，心神不定，进而造成睡眠减少、睡眠浅、多梦、早醒等睡眠障碍，时间一长就会造成对身体机能和健康水平的不良影响。其实，人的心理健康由于身体机能的渐进性变化而产生的影响，并不是一种疑难杂症，只要我们保持乐观向上的心态，通过科学的体育锻炼与生活方式的调节，是可以避免的。本章和老年朋友们说说如何通过体育锻炼避免出现心理健康的不良现象。

　　老年朋友随着年龄的增长和生理机能的衰退，在遇到周围的一些人和事稍不如意时，就会产生激烈的反应，有时遇到困难或挫折还会表现出意志脆弱、焦虑，甚至恐惧等。而老年朋友和周围的家人又往往不太在意，认为人上了年纪都是这样，殊不知这种不良的心理状态会对老年朋友的身体健康带来直接的影响，甚至诱发一些疾病。那么老年朋友的心理特点，在日常生活中有哪些表现呢？

"忘事" —— 老年朋友认识能力的降低

　　人的认识能力，是指人脑加工、储存和提取信息的能力。简单地讲，就是遇到问题，凭借着自己的判断，做出对问题处理与把控的能力。从心理学的角度说，认识能力是人们成功地完成各种社会活动最重要的心理条件，表现在人的知觉、记忆、注意、思维和想象的能力。

老年朋友记忆力衰退是认识能力下降的表现

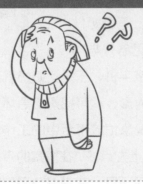

　　老年朋友随着年龄的增长，大脑中枢神经系统的功能也出现渐进性的衰弱，导致感觉能力降低、意识性差、反应迟钝和注意力不集中等。这些因生理机能衰退导致的功能性退变，就会出现我们常说的"远的记得清，近的转眼就忘"的情况。

▶ 不要小觑老年朋友忘事多

我们经常抱怨自己的父母做事"不上心，不用心"，经常忘事。其实，这是对老人生理机能退变的认识误区，或者说是对老人"老忘事"的情况不在意、不重视的错误判断。导致老年朋友"老忘事"的原因，绝不是老人做事"不上心、不用心"，而是老人的认识能力下降，导致对身边发生的事情的感觉迟钝，大脑思维对周围发生的事情的处理和掌控能力严重不足所致。

"虚惊一场的故事"

张先生在深圳工作，孩子两岁了还不能上幼儿园，于是就将老家的父母接来照顾一下小孙子。老两口儿自然很高兴了，可以天天跟孙子在一起了！由于小两口儿经常加班回家较晚，于是，多次交代老两口儿带小孙子出去玩不要离家太远，老两口儿当然会按照小两口的要求去做了。但是，问题还是发生了：这一天，奶奶做饭就让老伴带着孙子出去遛遛，爷爷一口答应，抱着孙子就出去了。等奶奶做好了晚饭，左等右等就不见老伴与孙

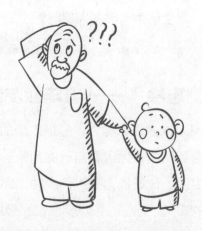

老年朋友记忆力衰退是认识能力下降的表现

子回来，而且老伴也没有带手机，于是，奶奶就到楼下去找。但是在小区找了几遍也没有见到爷孙俩的人影，这可把奶奶急坏了。情急之下就赶紧给儿子打了电话。儿子听到这种情况急忙放下手中的工作赶回家中，可还不见爷孙俩回家，于是赶紧报案。直到晚上九点多，在警察的带领下爷孙俩终于回来了。原来，爷爷带着孙子玩，看看时间还早，就带着孙子到附近的莲花山去玩了，眼看时间不早了，就背着孙子往回走，但是老人此时却走反了方向，而且也忘记小区的名字，结果越走离家越远，幸亏警察从莲花山的监控中，看到了爷孙俩向反

方向去的画面，最后追赶找到。虽然虚惊一场，但不能不说是老人的认识能力下降了，如果不是及时发现，说不定就会出现难以挽回的结果。

▶ 老年朋友认识能力下降的主要表现

首先，老人认识能力下降最突出的特点就是反应迟钝。表现为听力减弱，其实是大脑对信息反应能力下降，进而给人的感觉是"耳背""耳聋"。由于听力减弱、信息反应迟钝，因此，信息在大脑中的记忆力也就下降。

其次，对周围事物观察、判断的速度也总是慢一拍，所以给人的感觉是视力下降了。诸如嗅觉、触觉都有相同的表现。

反应迟钝　记忆退化

说话重复　理解及表达能力下降

千万不要小觑老年朋友这些情况，它会由此产生一系列的心理反应，影响心理健康

最后，就是老人日常生活中的一些动作的灵活性下降，表现为日常生活中的一些动作不如以前那么协调自如了，给人的感觉是动作不熟练了，行动也笨拙了，碰杯子摔碎碗的情况明显增多了。

"固执"—— 老年朋友生活中的"精神杀手"

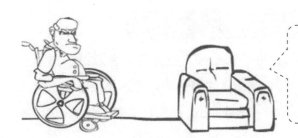

也许我们不太理解老人为什么会有这种选择？但实际上反映了老人的精神过程开始出现心理障碍，这必须要引起家人的重视

"固执"实际上是老年朋友的心理因素，随着年龄的增长，身体机能的衰退，导致对周围的生活环境产生一些偏激的想法与做法。如果不能及时地进行正确的疏导与调剂，就会严重地影响老人的身体健康。

▶ "固执"= 精神过程的停止性？

在日常生活中，我们经常对一些老年朋友某些做事的态度称为"老顽固"，因此认为，老年人做事"固执"，这似乎成为老年朋友的"专利"。这话虽有点儿偏激，但是也反映了老年人特殊的心理表现。苏联生理学家伊万·彼得罗维奇巴甫洛夫就把"固执"视为"精神过程的停止性"，就是说，"固执"是精神上的一种心理疾病。反映在老年人的"固执"表现，主要有以下几种类型。

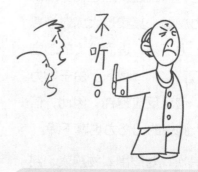

老人"固执"是"精神过程的停止性"，是精神上的一种心理疾病

自我封闭型

接受新鲜事物较少，大脑缺少应有的刺激，因而大脑和神经系统的敏感性和反应力明显减退，脑细胞缺乏活力，大脑退化速度加快，思维能力下降，逐渐形成记忆力锐减及老年痴呆等一系列症状。这类老年朋友通常表现出不善与人交流，回避现实生活，沉默寡言，形成自我封闭。

虚荣膨胀型

这类老年朋友，由于虚荣心和自尊心的驱使，往往与社会疏远，对老年群体中的一些活动常常是不屑一顾，坚持认为自己是对的，是最好的。这种离群索居的生活方式，也就逐渐形成了一种寂寞、孤独和失落的生活态度。

一意孤行型

由于过去做事的风格与特点，以及长时间养成的生活习惯与生活意识，导致这类老年朋友不愿意接受退休以后现实生活中的诸多问题。他们的行为举止经常会显得与周围环境格格不入，与周围的关系也欠融洽，甚至处于脱节和紧张状态，逐渐地变成了在实际生活中"不受欢迎的人"。

家庭不和型

这类老年朋友往往因坚持自己固执的生活方式，导致与家庭不和，与老伴分离，与后辈形成"代沟"，使自己陷入家庭关系紧张，亲人感情疏远，也因此得不到家庭成员更多的同情、理解和尊重。

健康原因导致心理疾病型

这类老年朋友，由于健康原因，久病不愈，导致心理上产生各种障碍，往往把身体健康原因与家庭或老伴关联到一起，导致家庭中发生微小事情就无限上纲上线，并且长期挂在心头，得不到及时排遣消除，内心郁闷烦躁，缺少生活乐趣，这些因素都是精神性疾病、心血管系统疾病、消化道疾病以至多种癌症的发病的诱因。

▶ 老年朋友生活"固执"的原因

老年朋友生活"固执"的原因是多方面的，而且每个不同生活经历与生活环境的老年朋友的情况也不尽相同，大致有以下三种因素。

生活经历固化了生活态度

老年人都有一段漫长的社会经历，在不同的生活方式中，积累了很多积极的或消极的经验，在各种生产活动中，总结了一些成功或失败的教训，由此对客观事物有自己主观的态度，而当主观态度不适应客观环境时，在旁人看来便表现为固执。

以自我为中心的生活意识

许多老年朋友为了维护自己的"尊严"而主观地强调自己言行的一贯正确性。也有少数老年人随着年龄的增加，不注意学习，从而影响他们接受新事物和新知识，还有极个别者为了"爱面子"，掩盖自己的好胜心和虚荣心而固执己见，这些都是导致老年朋友晚年生活"固执"的原因。

久病不愈丧失生活信心

有些老年朋友由于长期患病，造成身心健康的严重影响，逐渐失去了对生活的信心。于是，不愿与人沟通，时常会因一些小事情发脾气，甚至失去了生活的乐趣。

"易怒"—— 老年朋友精神恐惧的"伪装"

人们常会说，人老了性格就会变得温和、慈祥。但是，我们经常听到周围的朋友聊起自己家的老人过去性格很温和，但是最近特别暴躁，遇到稍不顺心的事就发怒，每每说到这种事大家只有叹气并且显得很无奈。

那么，是什么原因导致老年朋友在晚年容易发怒，脾气暴躁的呢？以下两种情况将帮助我们了解老年朋友容易发怒的原因。

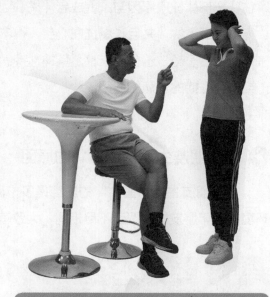

老人"易怒"与精神恐惧有关系，是一种心理障碍

▶ 嫌疑之一：心理障碍因素

老年朋友易怒、暴躁的原因，最大的嫌疑，是来自老年心理障碍与疾患。

无价值感的心理逆反

退休后生活状态的变化，使得很多老年朋友不能适应，仿佛自己成为了家庭和社会的累赘，失去存在的价值，进而造成心理上的逆反，遇事就容易暴躁和发怒。

"黄昏心理"的消极态度

许多老年朋友因丧偶或子女离家工作或自身年老体弱罹患疾病，渐渐失去了对生活的乐趣，对未来也丧失了信心，进而对生活态度产生悲观情绪，无论是对人和事，都怀有消极的态度，总爱发火和发怒。

生活拮据造成自卑心理

许多老年朋友由于退休后经济收入严重减少，社会地位也随之下降，再加上子女失业、住房紧张等问题，造成在心理上不如人的自卑感，常表现为发牢骚、埋怨、发火、指责子女甚至自暴自弃等。

老年性精神障碍

有些老年朋友由于缺少规律的生活，再加上很少与社会接触，家庭关系不和谐等因素，生活变得没有愉悦感，导致各种老年性精神障碍，如神经衰弱、焦虑症、抑郁症、疑病症、恐惧症、强迫症、癔症等，遇事容易产生易怒情绪。

> **嫌疑之二：身体病理原因**

老年朋友因身体病理原因，导致容易发怒的情况主要有以下嫌疑，并应引起重视。

老年人甲状腺机能亢进（甲亢）

如果我们身边的老年朋友有饭量突然增大，时常吃不饱，但也长不胖，或者厌食、无食欲、恶心呕吐等，要尽快到医院检查是否患有"甲亢"。

老年朋友患有"甲亢"，往往表现为话语多、易激动、性急、易发火等，但有些老年朋友的"甲亢"症状并非如此，甚至出现淡漠、抑郁和发呆的症状。

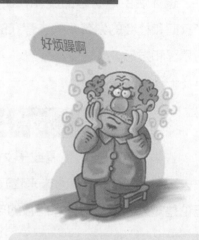

好烦躁啊

甲状腺机能亢进，是导致老年人易怒的生理原因

老年抑郁症、痴呆症

老年朋友易怒、易暴，除了可能是"甲亢"之外，精神疾病的原因也时有发生，这就是老人抑郁症和老年痴呆症。如果身边的老年朋友出现情绪低落、思维迟缓、意志活动减退的症状，或者伴有烦躁不安、心神不宁、浑身燥热、潮红多汗等症状，应尽快到医院诊断。

"话多"——老年朋友寻找自我心灵的安慰

俗话说，"树老根多，人老话多。"一般来说，人上了年纪，话多不算病，而是属于心理问题，是老年朋友"回归心理"的表现，也就是迷恋过去，感觉过去比现在好，喜欢沉浸在过去的回忆中，不愿意面对眼前的现实。究其原因，一般为以下原因所致。

▶ 排除孤独的自我安慰

通常情况下，人的健康心理需要经常接受丰富的环境刺激，使自己的内心活动能够适应外部环境的变化。但是，很多老年朋友由于已经离开了工作岗位，原来从工作中所获得的各种感官刺激也就随之减少了，或者没有了，只好把自己的注意力集中在一些日常"小事"上。于是，为排除寂寞，只好借助于唠叨。

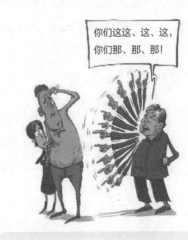

你们这这、这、这，你们那、那、那！

"树老根多，人老话多"，人上年纪话多不是病，是心理问题，是老年朋友的"回归心理"表现

▶ 关注晚辈的价值驱动

人上了年纪就喜欢回首往事，而每到此时又感慨良多，因而也就喜欢对晚辈进行传统教育。这种对晚辈所表现出的关爱，是一种本能的价值驱动，无论大小事总是对后辈放心不下，事必躬亲，反复交代，仍心存疑虑，于是就少不了多说几句。

▶ 求得心理平衡

老年朋友由于年龄的增长，身体机能的衰退导致精力不足，许多事就不能直接参与了，这种情况造成老年朋友的人际关系圈变窄，从而导致老年朋友增加了对自己的注意力。就是说，老年朋友的心理活动更多是指向自我、指向回忆，幻想在自我形象的描述中。因此，老年朋友很容易借助于话语表白自己，以求得心理平衡，维护自己的尊严。

▶ 大脑机能的退化

导致老年朋友晚年话多的原因，还有大脑的生理萎缩与血管硬化。因此，往往会导致大脑神经系统控制不住自己的讲话和情绪，而且语言缺乏逻辑，主次不分，或者话题无中心，总是重复讲一件事。

"泪多" —— 老年朋友的怀旧情怀

导致老年朋友"泪多"的原因，一般是由眼睛功能性异常造成的，如老年人眼皮松弛，肌肉发生退行性改变，泪腺"泵"的功能减退而主动溢泪，这是由生理原因造成的。而许多老年朋友"泪多"的原因，是由"回归心理"而产生怀旧的情感释放所导致的。

▶ 故事回放

王大妈在 65 岁那年，老伴因突发脑溢血去世了。每当看到别人家老两口儿出出进进的身影，王大妈就情不自禁地想到自己孤身一人的凄凉而伤感泪下。有时看电视，每当看到有些早年的生活场景，触景生情又不禁流泪。如果与别人聊家常触及老伴这一敏感话题，就更是伤心难受。孩子们眼看着老妈身体健康每况愈下，虽然带老妈去医院检查，也没有发现什么太大的问题。从医院回来之后，王大妈更是一个人经常偷偷地抹泪，有时还自言自语

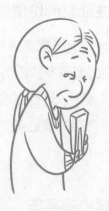

整日的抑郁和悲情，对王大妈的身体造成了极大地伤害

地说"老头子，我们快见面了"。王大妈的抑郁与悲情，以及对往日的怀念，使她的身心健康受到了极大的影响，加速了身体机能的退行性变化，在老伴逝世后不到三年，她也走了。

这个故事中的王大妈，就是"回归心理"引起的不良心绪，造成忧郁悲伤、孤僻和自我封闭，进而产生对身心健康的严重影响。

▶ 要注意老年朋友因"回归心理"引起的"泪多"

对于老年朋友来说，"回归心理"是一种不良的心理机制，而因"回归心理"引起的老年朋友"泪多"（经常说起往事就潸然泪下），更是一种不良的心理反应。这种情况不仅会引发老年朋友的不良心绪、造成忧郁悲观、烦躁易怒，情绪异常、性格孤僻等，更会对老人的生理健康产生不良影响，不同程度地加重各种老年性疾病，进而对身心健康造成不利影响。

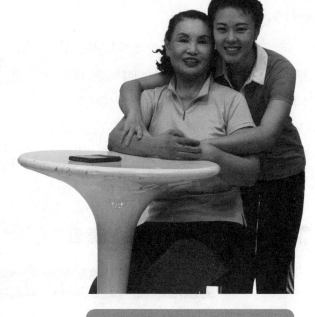

要重视老年朋友"回归心理"现象，要通过主动关怀，进行有针对性的心理调剂

一般来讲，老年朋友由于"回归心理"而产生"多泪"的原因主要有三种因素：一种是上面故事中说到的王大妈，由于生活环境的突然变化，无法从悲痛的情感中回到现实中来，导致"怀旧心理"形成释放情感的一种方式；二是因对现实的生活处境不满而又无能为力，感到生活无望，以泪洗面，释放内心的悲情与无奈；三是随着年龄的增长，短期记忆能力下降，而远期记忆能力反而增强，因而对储存在大脑中的往事印象很深，当看到一些很容易回忆过去的事情，如小说、电影、电视等，往往会触景生情，潸然泪下。

"失眠"——老年朋友健康道路上的"拦路虎"

在我们身边不少人认为，人老了，睡得少是很正常的事情，因此，对老年朋友失眠的问题往往不够重视。殊不知如果老年人长期失眠，很容易引起身体和心理上的疾病。

老年朋友失眠不像中青年那样主要由精神负担沉重、思虑过度、心血耗伤所致。老年朋友失眠症虽然大都是由于身体机能的渐进性衰退，所带来的全身和大脑皮质生理变化所致，但是，影响身体健康的最突出症状，则是对心理健康所产生的严重危害。

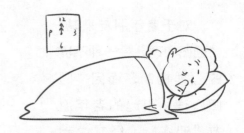

老年朋友失眠会对心理健康造成不良影响

▶ 老年朋友"失眠"的主要原因

生理性缺氧

随着年龄的增长，血管硬化导致血管弹性下降和血管狭小，往往会造成大脑供血不足，进而产生因氧气缺乏引起失眠。这与登山运动员攀登高山时，由于高山缺氧而难以入睡的情形和原因是类似的。

起夜过多

老年朋友由于膀胱泌尿系统功能下降，憋不住尿，经常一晚上要起夜三四次，甚至五六次，这种起夜过多会造成睡眠断断续续，进而引起失眠。

夜里尿频也是导致老人失眠的原因

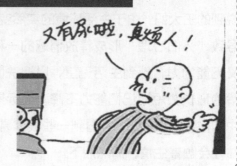

内分泌疾病或紊乱

老年朋友内分泌疾病，是说老年朋友身体的某一腺体出现了一些问题，比如肾上腺、甲状腺或性腺出现问题。而老年朋友内分泌紊乱，则是由于身体机能的其他原因造成内分泌系统功能失调，比如高血压、糖尿病、心脏病等，造成老年朋友失眠。

▶ 老年朋友"失眠"对心理健康的影响

老年朋友偶尔失眠，对身体和心理健康不会产生影响，但是如果经常失眠，或者已经造成了"谈睡色变"的心理恐惧，就会对心理健康造成严重的影响。会有哪些影响呢？

精神抑郁烦躁

由于长期失眠使大脑得不到正常的休息，会产生精神低落和抑郁，脾气暴躁、焦虑，头晕头疼，记忆力衰退加速。

沉溺往事

由于夜晚难以入睡，就会沉溺于往事的回想，尤其是对于一些不愉快的事情则会产生"回归心理"反应，认为眼前不顺心的事情是由于过去的某一个原因造成的，进而产生对现实生活的抵触与失望。这些不良的心理反应会形成恶性循环，进一步加重失眠症状。

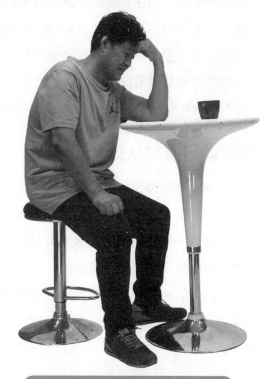

失眠多梦，让老年朋友精神恍惚，萎靡不振

多梦

由于长期失眠，会造成睡眠浅和多梦。由于大脑兴奋得不到抑制，造成眼睛一闭就产生各种幻觉，甚至会造成梦中幻觉对正常行为的诱导，以至于造成对身体健康和安全的严重危害。

体育锻炼对老年朋友心理健康的功能作用

运用科学的体育健身方法，对老年朋友的身体健康和心理健康所产生的积极影响，早已得到科学的验证和社会的普遍认同。但是，每一位老年朋友的心理特点存在着个性差异，因此选择体育健身与锻炼方法也要因人而异。以下是针对老年朋友普遍性的心理特征，推荐和介绍的一些具有针对性的体育健身与锻炼方法。

延缓老年朋友认识能力下降——脑力锻炼有功效

很多老年朋友比较注重身体锻炼，往往忽视了对脑力的锻炼。实际上脑力锻炼与身体锻炼一样，对延缓衰老尤其是认识能力的退行性变化是非常重要的。脑力锻炼同肌肉锻炼一样，只要坚持不断就能保持实力。那么哪些脑力锻炼可以延缓老年朋友认识能力下降呢？下面介绍一些锻炼的方法。

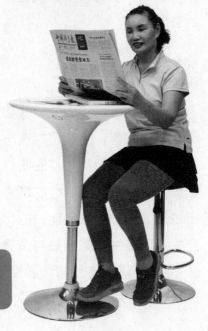

老年朋友背古诗词和读报，可以强化记忆力，防止认识能力衰退

学习可增强记忆

对于老年朋友来说，学习可以增强记忆，强记又可以促进学习，二者可相辅相成。老年朋友通过日常生活中的多听、多说、多写、多学习和思考等，利用感官的刺激能强化大脑，可以预防老年朋友大脑机能退化。老年朋友延缓认识能力下降、强化记忆力的小技能还有：背古诗词、背美文、背电话号码和重要纪念日等。

多用不擅长的那只手

我们大脑的左半脑控制你的右半边身体，右半脑控制左半身。如果我们生活中习惯用右手，那么老年朋友可以试着用左手拨电话或刷牙，或者做力所能及的一些生活琐事，如扫地、擦桌子等。对平日不常使用的手，我们必须重新思考一番才能完成某些简单的动作，这样的活动有助于老年朋友巩固认知衔接能力。

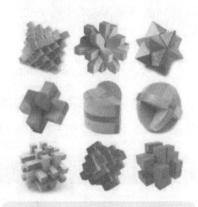

这些老人益智玩具，有助于增强脑力活动的技能水平

多做手指尖的活动

手指功能的锻炼，可促进大脑思维，具有健脑益智的功效。老年朋友应多做双手功能性的锻炼，比如手托铁球或核桃，不停地转动，或每天做手指操、十指梳头、手指点按头部等，既可以锻炼手指的力量与灵活性，也可以促进大脑血液循环，起到延缓认识能力下降和脑衰老的功效。

按摩 + 气功 = 养脑、护脑、健脑

按摩，是祖国传统医学的重要组成部分。人们用手在人体的某部位或穴位上进行推拿、按摩和揉搓，借以疏通经络，调和气血功能，调整阴阳平衡，达到强身健体、防病治病的目的。气功，也是祖国传统的保健、养生、祛病的方法，它是以呼吸的调整、身体活动的调整和意识的调整（调息，调形，调心）为手段，以强身健体、防病治病、健身延年、开发潜能为目的的一种身心锻炼方法。

老年朋友通过按摩与气功锻炼不仅可以强健筋骨，也可以起到养脑、护脑、健脑的调节与保健作用。

▶ 按摩对老年朋友养脑、护脑、健脑的作用

老年朋友经常采取自我头部按摩，可以有效增加大脑的血液供应，调节大脑神经，既可以起到安神定志、增强记忆的作用，也有助于老年朋友健脑益智。

浴头梳发按摩

浴头梳发按摩具有养脑、护脑和健脑的作用

第一步：松开十指，如梳头状，以十指指肚着力，用中等稍强的力量，从前发根外梳到后发根处，从前到后梳理整个头部。重复做 15 ~ 20 次，用力的大小以做完后头皮微感发热为好。

第二步：再用十指指肚均匀地揉搓整个头部的发根，从前到后，从左到右，要全部揉搓到。方法就如平时挠头状，但不要用指尖，而要用指肚。反复做 3 ~ 5 次。

第三步：挤压头皮，用拇指、中指和食指，捏住头皮，轻轻提起，再松开。反复进行，将整个头皮挤压两三遍。手法要轻，用力要柔，忌用猛力，以免挤伤头皮。

▶ 气功对老年朋友养脑、护脑、健脑的作用

气功，是通过动静结合，运用调心、调息、调身的共同作用来疏通经络，调整阴阳平衡，强身健体，防病治病，延年益寿。其中静坐功是采用坐姿的形式，通过意守的方法，使人体处于松弛状态，使大脑得到充分休息，补充和增强脑细胞营养代谢和中枢神经系统调节功能，对延缓老年朋友大脑衰老具有独特的功能。

调心

调心，就是通过静坐（打坐）时排除杂念，全身放松，包括意念（心理）放松和机体（生理）放松。自上而下从头经颈、肩、脊、胯、膝、腿至足部，逐一放松。做到意守丹田，心静神安，从而达到淡泊宁静、物我两忘的境界，正如《黄帝内经》所述的"恬淡虚无，真气从之"。因此，老年朋友用气功调心，对养脑、护脑和健脑都具有积极的作用。

调息

调息，就是调整呼吸，在全身放松的状态下，通过把握腹式呼吸的方法，让身心得到放松。通常调息时的呼吸是用嘴呼气，用鼻吸气，呼气时瘪肚子，吸气时鼓肚子。呼吸要自然，匀慢细长，气沉丹田，要深呼吸，呼多吸少。老年朋友用气功调息的方法，可以起到身心入静的境界，使全身轻松，心情安静。

调身

调身，就是调整坐姿。既可双腿盘坐，也可双腿垂坐，但身体要端正。做到含胸、拔背、收腹、垂肩、坠肘。口微闭，舌抵上颌，两眼微闭，似笑非笑。两手手心向上（或向下）放在大腿上。姿势要柔软，切忌僵硬。老年朋友在做气功调身时也可以配合调心和调息，让身体与心理达到和谐统一。

调心、调息和调身三者是互相依存、互相联系、互相制约的。调身是静坐功的基础；调心是调身的继续，是静坐功的中心环节；调息是调心的延伸。只有将这三者融入一体，才能做到"形神合一"，进入入静的境界，取得延缓大脑衰老的效果。

老年朋友以气功（静坐功）方法养脑、护脑和健脑，应注意科学练功，要在气功师和医师的指导下，合理练功，以防出现"走火入魔"的偏差。

"舞出精彩的夕阳红" —— 老年体育舞蹈的魅力

想必很多老年朋友还记得 2006 年央视春节晚会的一大亮点节目，即唐山市老干部活动中心离退休职工表演的舞蹈《俏夕阳》。这个平均年龄 62 岁的老年舞蹈队，把皮影舞、机械舞、江南 style、航母 style 等舞蹈元素，编排成极具艺术表现力的老年舞蹈，让全国观众欣赏到了老年舞蹈的魅力。

老年体育舞蹈是集娱乐、运动、艺术于一体，将体育功能与舞蹈艺术，以及健康锻炼与审美情趣高度结合，适合于老年人身体锻炼的体育项目。对于老年朋友来说，老年体育舞蹈是一种有益身心健康，能有效增强体质健康，改善神经系统的协调性，提高老年朋友的自信与气质全面性、综合性的体育运动。

▶ 老年体育舞蹈的"三大魅力"

锻炼身心，延缓衰老

老年体育舞蹈有交谊舞、拉丁舞、形体舞、民族舞，都是全方位的锻炼身体。不仅锻炼四肢、腰胯，还锻炼听力、视力和大脑。舞动锻炼躯体，健身美体，行进锻炼眼睛，音乐锻炼听力。欢快的

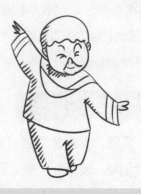

老人体育舞蹈对老年朋友的身心健康具有积极的锻炼价值

情绪与节律又使大脑处于兴奋的状态，这对预防和治疗"耳聋眼花""老年痴呆""心血管疾病""腰酸腿疼"等疾病症状都会起到一定的缓解功效和预防作用。因此，老年朋友经常参与体育舞蹈锻炼，可使大脑的血液供应增强，脑功能的衰退过程减弱，从而保持脑细胞的活力，提高神经活动的强度、灵敏性和均衡性。

陶冶情操，释怀情感

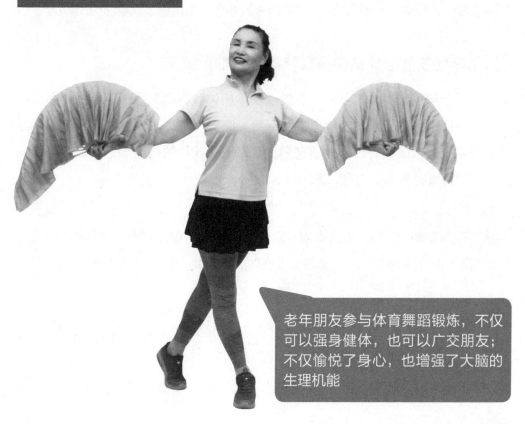

老年朋友参与体育舞蹈锻炼，不仅可以强身健体，也可以广交朋友；不仅愉悦了身心，也增强了大脑的生理机能

　　老年体育舞蹈，同其他舞蹈一样，既可在柔和的灯光下随着优美的音乐旋律翩翩起舞，也可以在街心花园和社区广场，踏着欢快的节拍，身处天地人合一的绿色环境，使自己忘却了世俗的恩怨是非，在旋律与节奏的欢快声中，愉悦自己的身心，释怀自己的情感。这对老年朋友的心理健康和大脑神经系统的兴奋抑制的平衡能力，是一种极好的锻炼。

话说老年人科学锻炼与养生

广交朋友，愉悦身心

　　老年朋友参与体育舞蹈锻炼，不管是在舞厅，还是社区广场，都会看到很多新的面孔，这些来自不同层次、不同地位、不同身份的舞友们，大都友好善谈。大家凑到一起切磋舞技，互讲新闻，同聊趣事，偶尔也讲述一些奇谈怪论。有时会和声细语，而有时也会"歇斯底里"，大家在这谈笑声中，彼此加深了印象，增进了友谊，找到了新的朋友。不仅愉悦了身心，也增强了大脑的生理机能。

▶ 老年朋友参与体育舞蹈锻炼要注意的问题

　　由于老年朋友身体机能的生理特点，参加体育舞蹈锻炼一般要选择适合老年朋友身体条件的健美操、秧歌、交际舞、暖身操等体育舞蹈。而对于尚处在中年而且身体素质相对较好的朋友们，可以选择欢快的体育舞蹈锻炼。老年朋友参加体育舞蹈锻炼要注意以下问题：

01　不要选择在空间狭小的室内，以及人多拥挤的地方跳舞。老年朋友参与体育舞蹈锻炼要选择在空气流通、人员较少的舞场，比如社区广场、公园等。

02　不要选择过于剧烈的舞蹈，音乐节奏、动作幅度要适合老年朋友的身体基础。由于老年人心血管弹性较差，狂舞可使交感神经过度兴奋，导致呼吸加剧、心跳加快、血压骤升，可诱发或加剧心血管疾病。

03　不要空腹或饱腹跳舞。许多老年朋友不吃东西参与晨练跳舞，这是不对的，而吃饱后马上就去跳舞，更是错误的。由于老年朋友的身体机能脆弱，空腹跳舞会加快心率，出现低血糖和眩晕等症状，而饱腹跳舞会影响消化功能，导致胃肠道疾病的发生。

04 不要在跳舞过程中骤然降温。由于老年朋友在跳舞中可能使身体冒汗、口渴，此时，不要随意脱衣，以防感冒或引发其他疾病。也不要过多喝冷饮，以免因低温的刺激引发呼吸道疾病。

05 不宜穿硬底鞋参加体育舞蹈锻炼。老年朋友在参与体育舞蹈锻炼时，一定要选择鞋底软硬适中，并具有良好弹性的鞋。一是防止鞋底太硬容易滑倒，发生扭伤或摔倒；二是防止因鞋底太硬地面反作用力太大，造成小腿肌腱和膝关节受伤。

06 身体不适切勿跳舞。很多老年朋友在身体感觉不适的情况下仍然坚持跳舞，这种方式是不可取的，也是对身体健康有很大危害的。因此，当老年朋友在身体有感不适的情况下，应及时休息。而对于正处在心血管疾病患病期间的老年朋友，也不宜进行体育舞蹈的锻炼。

07 睡前两小时内不要跳剧烈的健身舞。有早睡习惯的老年朋友应该早点儿完成跳舞，以便有充足的时间进行缓冲，否则容易造成入睡困难。

"益智游戏"—— 老年朋友心理健康不可少

游戏，是运用自由想象产生的心智活动。在人类社会中，游戏既是人的一种原始本能，也是人类体现自我价值的社会化需求。而"益智游戏"是指以游戏的形式锻炼了游戏者的脑、眼、手等，使人们获得身心健康，增强自身的逻辑分析能力和思维敏捷性的游戏方法。

对于老年朋友来说，"益智游戏"并不是用来开发老年朋友的智力潜能，而是通过游戏的方法，让老年朋友的认识能力得到应有的维护与保持，使心理健康能得到有效的锻炼与增强，并以此避免老年朋友因生理机能退行性变化，而导致心理机能在认识能力、分析能力、思维能力和记忆力的功能性衰退。

▶ 老年朋友"竞技性"益智游戏

适合老年朋友参与的"竞技性"益智游戏，主要是通过一定游戏规则，以比赛的方式争取游戏胜利的益智玩法。这类益智游戏主要有：

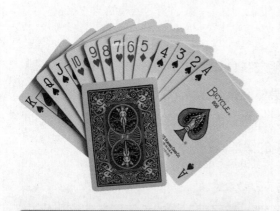

棋牌游戏活动，都属于竞技性的益智游戏，有利于老年朋友观察、分析、判断，以及逻辑思维的锻炼

棋牌类游戏

棋牌类游戏，是日常生活中大家常见的游戏，如象棋、围棋、跳棋、五子棋、麻将，以及桥牌、斗地主、升级拖拉机等，这些都属于竞技性的益智游戏。老年朋友参与这类游戏主要是通过脑力活动的锻炼，让老年朋友的观察、分析、判断以及逻辑思维等，得到积极有效的锻炼。

电子类游戏

电子类游戏，本应是年轻人喜爱的娱乐方式，现在却成为越来越多的银发老人的"宠儿"。这是因为这类游戏以益智游戏为主，从简单的算术、拼图到脑筋急转弯都有，完成题目的速度越快，表示脑部年龄愈接近壮年。这类以升级、积分、过关等竞技方法进行的游戏，每当老年朋友取胜过关，或者又积分升级时，所获胜的喜悦之情不仅能舒缓老人的情绪，也能提升老年朋友的自信心，使其心情愉悦。

▶ 老年朋友"娱乐性"益智游戏

适合老年朋友的"娱乐性"益智游戏，主要是以轻松、愉悦的游戏方式，让老年朋友的脑力得到有效锻炼的一些游戏方法。下面介绍两种适合老年朋友娱乐性益智游戏的玩法。

数独

这是一种有趣的数字游戏，在9×9的方格纸中的每行和每列均填入1~9这9个数字，要求不重复。规则简单，引人入胜。数独分为简单级到"骨灰级"等不同级别，其中初级和中级比较适合老年朋友玩。玩数独是锻炼老年朋友脑力的绝佳方式，老年朋友在玩数独的过程中，不仅获得了乐趣，也通过积极的用脑锻炼了脑力，预防了脑力衰退。

魔方

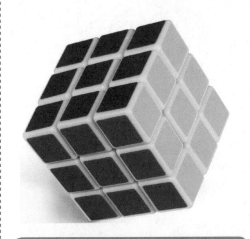

老人玩魔方是一项有益智作用的脑力锻炼

魔方，是一个由富有弹性的硬塑料制成的六面体，核心是一个轴，并由 26 个小正方体组成，包括中心方块 6 个，边角方块 8 个，边缘方块 12 个。6 个面，每面均为一种颜色。玩法是将打乱的立方体通过转动尽快恢复成六面成单一颜色。三阶魔方比较适合老年朋友玩，可根据自己的兴趣选择玩法。玩魔方能增强老年人的记忆能力，并且能锻炼他们的逻辑思维能力。

"有氧运动坚持练，睡觉不用药助眠"

—— 运动可防老年朋友失眠

有氧运动锻炼，是指人体在氧气充分供应的情况下进行的体育锻炼。老年朋友经常进行有氧运动锻炼，可以使心脏功能更健康，血管弹性增强，脉搏输出量更大，身体每部分的供氧就不需要很多的脉搏数。此外，老年朋友经常参加有氧运动锻炼，还可以提高中枢神经系统的机能水平，从而也提高了机体对外部环境的适应能力，减少了患神经衰弱症的可能性，改善心理不良情绪，减缓和消除紧张、焦虑、激动、易怒、神经质等不良情绪。

因此，有氧运动锻炼，可以有效地改善老年朋友因生理功能衰退和心理因素的干扰，所造成的失眠症。科学研究证明，如果老年朋友每天坚持30分钟的有氧运动锻炼，可以明显提高睡眠质量。这与有氧运动锻炼提高了身体温度，让人全身得到放松有关。有氧运动所产生的适度疲劳感，也能刺激人体，使人进入更深层的睡眠。所以，经常失眠的老年朋友可以通过步行、慢跑、老年健身操、游泳、骑自行车等运动锻炼，来改善自己的睡眠状况。

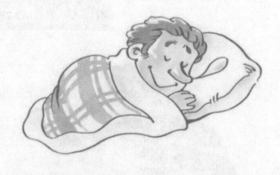

有氧体育锻炼，可以有效改善老年朋友的睡眠质量

老年朋友心理健康的养生之道

三国时魏末著名文学家、思想家、音乐家嵇康在《养生论》中提出"养生有五难，名利不灭此一难也；喜怒不除此二难也；声色不去此三难也；滋味不

绝此四难也；神虑精散此五难也。"
这里提到的五难，有四难是属于心理
方面，也就是说养生之道几乎全部与
心理有关。嵇康所提出的保健养生，
就是以心理健康保健为主的养生之
道。现代医学科学证明，心理健康和
生理健康有着密切关系，如果心理不
健康，就会严重影响生活质量，最终
必然影响甚至损害躯体健康。

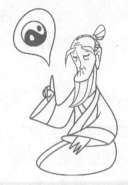

嵇康讲求养生服食之道。主张"越名
教而任自然"的生活方式，其著《养
生论》总结了自己的养生之道。他一
生崇尚老庄（老子与庄子的并称），
赞美古代隐者达士的事迹，向往处世
的生活，不愿做官

那么，老年朋友除了体育锻炼
可以有效调剂和完善心理健康之外，
日常生活中的养生之道，也是改善与
调剂心理健康的重要内容。近几年，
许多专家在围绕老年朋友心理健康问题的相关研究中，提出老年朋友心理健康
"一二三四五"原则，在此，我们把这些原则介绍给老年朋友。

坚持"一个中心"原则

坚持"一个中心"原则，就是说，老年朋友要始终把保护好自己的身心
健康作为晚年生活的中心。只要自己身心健康了，就不会给子女们和家庭，
乃至社会造成负担，这也是在为社会和家庭做贡献。老年朋友只有身心健康
了，他的生活质量才能提高，才能尽享晚年生活的天伦之乐。

▶ 坚持生活中的"安全第一"

老年朋友身体机能的渐进性衰退，是一种不以人的意志为转移的必然趋势。
由于身体素质和身体机能的退化，日常生活中的一些行为，必须把安全放在重
要的位置。一旦因忽视安全造成不应有的伤害，必定对自身和家庭都会带来不

应有的影响和负担。因此，在日常生活中，老年朋友一定要有安全生活意识，一防跌倒受伤；二防碰撞受伤；三防烧烫伤；四防受寒凉。

▶ 坚持体育锻炼中的"安全第一"

体育锻炼对增强老年朋友的身心健康是毋庸置疑的，但是，体育锻炼过程中的安全问题，必须引起老年朋友的高度重视，否则就可能给老年朋友的身体健康造成不应有的伤害，也会给家庭带来不必要的负担。

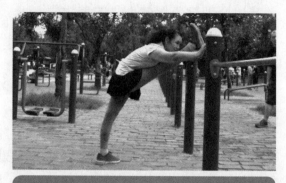

老年朋友参与体育锻炼必须要确保安全

老年人参加体育锻炼注意事项			
量力而行，不要逞强，不要过度和过量；	锻炼之前要做热身活动，谨防肌肉和韧带受伤；	保暖，注意季节变换，外出锻炼时不要受风；	锻炼方法和锻炼器械的安全使用。

把握"两个要点"原则

老年朋友在日常生活中，把握"两个要点"原则，就是"生活要潇洒一点儿，做人要糊涂一点儿。"

▶ 生活要潇洒一点

潇洒，即神情、举止、外貌等自然大方，有韵致，不拘束，轻松自如。老年朋友退休后，不再为单位复杂的人际关系所累，不再受严格的作息制度限制，

也没有了工作的压力，应该说已
经具备了潇洒生活的基本条件。
既然如此，就应该潇潇洒洒地享
受晚年生活。

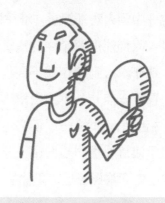

故事回放

　　李老伯中年丧偶，自己辛辛苦
苦地将 5 个子女抚养成人。街坊
四邻都说他到了晚年苦尽甘来了，
孩子们都各自事业有成，对待含

我的退休生活我做主！

辛茹苦的老爸也非常孝顺。但是，李老伯仍然独自过着清苦的日子，舍不得
吃，舍不得穿，出门舍不得坐车，晚年生活质量不高。前年，他突发心脏病，
经抢救无效逝世了。在处理老人后事的时候，子女们惊奇地发现，他居然有
十几万元的存款。人活着，当然不能完全为了物质享受，但到了晚年，有了
一定的消费实力，为什么不可以把生活安排得宽松、舒适、丰富一点呢？人
们劳动的目的，就是为了改善生活条件，提高生活水平啊！李老伯的生活态
度值得老年朋友三思。

▶ 做人要糊涂一点儿

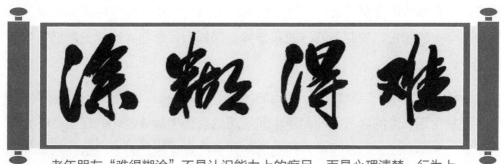

老年朋友"难得糊涂"不是认识能力上的痴呆，而是心理清楚，行为上
假装糊涂，让自己宽容一点儿，潇洒一点儿，糊涂一点儿，会使自己生
活得更轻松、更愉快、更充实。

也许中国人对郑板桥"难得糊涂"的书法作品非常熟悉，但要做到"糊涂"就不是人人都能理解个中的寓意了。这里说的老年朋友晚年"做人要糊涂一点儿"，并非说人到老年就不要学习、不明事理或者思想糊涂，而是说要淡泊一点儿，看开一点儿，不为日常琐碎事所困扰。通俗地说，就是小事上随意一点儿。人生苦短，生命第一，何必对日常生活中的那些无聊的琐事斤斤计较呢？"忍一时风平浪静，退一步海阔天空。"宽容一点儿，潇洒一点儿，糊涂一点儿，会使自己生活得更轻松、更愉快、更充实。

主动执行"三个忘记"原则

老年朋友在晚年的生活中，主动执行"三个忘记"原则，是指要主动忘记年龄、忘记疾病、忘记恩怨。

▶ 忘记年龄

从正常人的记忆来说，忘记自己的年龄是不太可能的。而这里所说的忘记年龄，是指老年朋友对待自己年龄的一种生活态度。

2016年夏，一位居住在德国柏林的八旬老人突然在网络上走红，很多年轻人戏称他为"时尚老爷爷"。在照片中，"时尚老爷爷"身穿考究的西服，脚蹬锃亮的皮鞋，有时手里拿着旧皮包，有时戴着墨镜沐浴在阳光下，笑容恬静又惬意。在老爷爷的社交网站上，网友们纷纷夸赞他风采不输年轻人。其实，留意一下老人的装扮，与时下流行的服饰并无两样，只是老人的"无龄感"生活态度令大家钦佩。

所谓"无龄感"，就是忘记自己的年龄。"无龄感"的老人们则是那些秉承着积极生活态度的老人，他们平静而乐观地接受了身体老化的现实，不为年龄所累。在年龄增长的过程中，他们仍旧能保持着年轻的心态，给人感觉他们还是在不断地向前走，用心去体会世间万物，用眼睛去发现生活中的美，保持着好奇心。据专家研究，积极乐观不但能提高老人的生活质量，还能对老人的身心健康产生积极的影响。

▶ 忘记疾病

人的心理健康与否，与寿命是密切相关的。如果一个人整天忧虑、颓丧且有不良的生活习惯，是很难长寿的。很多老年朋友得了疾病之后，总是被疾病困扰，事事处处总想身上的病，甚至担心自己的日子不多了。这种心态对治疗疾病毫无益处，因为精神专注于病，会使免疫力下降，反而使疾病加重。老年朋友得了病，更要泰然处之，从精神上战胜疾病。

故事回放

王老伯去世的时候 97 岁。1970 年因心慌胸闷得厉害，到医院检查发现是房颤。在接下来的 4 个多月的住院治疗中，几次因用药中毒性昏迷被抢救。下病危通知时，医院院长去看他，提出给他转院或会诊。他说不用转院，因为他已不能下床，在床上一翻身心脏就一阵七上八下地乱跳。当时他用微弱的声音说，不需要会诊了，已明确了是冠心病和房颤。当时治疗房颤、心衰的药，就是地高辛、西地兰，他都服用了，而且越用越厉害，说明此路不通。此时，他很自信地说，自己经几次抢救不死，说明心功能还好，不一定非用药物维持。心脏是个"懒脏"，药物只能增加其惰性，他提出停药出院。主管医生不敢答应，但又拗不过他，最后只得在病历上写明"病人自行要求出院"，让他签字才放他走。

刚出院时，王老伯很虚弱，走不到门口就喘不上气来。后来他想到 16 岁那年，父亲让他练的"摄生功"（道家养生功），于是又开始恢复练习"摄生功"。王老伯还总结出了"摄生功"的练功秘诀，他认为"天有三宝日月星，地有三宝水火风，人有三宝精气神。"简单地说，"精"就是津液，每天可以用舌抵上颌、叩齿、吞咽津液等方法练精；"气"就是心肺功能，以细长深的呼吸加意念引导练气，去调动平时没有充分扩张的那部分肺泡功能，吸入大量氧气，供养心肌；"神"就是调养精神，静心寡欲，避免七情的刺激（七情即喜、怒、忧、思、悲、恐、惊）。王老伯说，忘记自己的疾病，潜心练功，让他彻底告别了病床。30多年来，舒畅痛快，没有一点儿痛苦。

▶ 忘记恩怨

忘记恩怨，是指老年人要主动忘记过去的恩恩怨怨。人生旅途上总会经历一些风风雨雨、坎坎坷坷和恩恩怨怨，不必对过去的事情耿耿于怀。有人说伤害自己的最好办法，就是记住那些令你不快的事情。你"怀念"它一次，它就伤害你一次。为什么要自己伤害自己呢？心理健康专家认为，凡是长寿的老人，性格开朗、心态平和是他们的共同性格特点。老年朋友要想获得平和的心态，最好的办法就是宽容、豁达，给记忆装一层滤网，滤去过去的不愉快，只留下快乐与自己相伴。

"新闻故事"回放

2015年11月19日，著名影视演员刘晓庆的第三本自传《人生不怕从头再来》，在中国现代文学馆举办发布会，发布会上刘晓庆的前夫、当年闹得沸沸扬扬的"离婚事件"男主角——导演陈国军上台撑场，两人不但一笑泯恩仇，陈国军还当众表白：刘晓庆值得终生爱。

现场，陈国军作为刘晓庆新书发布会嘉宾，被大家叫上台发言时说自己"曾经最爱的是刘晓庆"，刘晓庆赶紧插话"曾经这两个字要考虑一下"，陈国军赶紧把"曾经"改成了"现在"，刘晓庆还不满意，笑言"你不要羞羞答答的，直接说！"陈国军拿着话筒对全场说"我一直爱，这个伟大的女人值得一个男人终生爱她。"一旁的主持人春妮忍不住感慨："人与人之间的关系，能够经历这么多还能处成这样，真的是奇葩。"

陈国军在刘晓庆"你为什么要写书骂我"的逼问下解释了自己写《我和刘晓庆——不得不说的故事》一书是因为自己拍电影借了朋友们 50 万，电影被毙后急着还钱，友人怂恿他出书赚钱，他才写了很多"不该说的"。刘晓庆倒是笑呵呵地说，"我原谅你了，你赚到钱就好了。"而陈国军也在听到刘晓庆的原谅后感叹，当初是因为太爱刘晓庆所以把她逼走："我把她爱跑了，如果我不爱她，我们就不会离婚，因为我太爱她，就不会容忍很多事。但即使我们分开了，我心里边一直还是念念不忘的。"

一对曾经世人皆知的恩怨夫妻，就这样在公众的视野中，一笑泯恩仇，再次成为人们传颂的佳话。

要有"四老"原则

老年朋友晚年生活要有"四老"原则，是指"有个老伴儿、有个老窝儿、有点儿老底、有几个老友儿"。有了这"四老"生活原则，晚年生活让我们踏实、舒适、瓷实。

▶ 有个老伴儿

这是指老年朋友晚年生活要有一个伴侣，夫妻白头偕老当然最好，不幸丧偶之后，也可以找个合适的伴儿。老夫老妻在一起是最好的生活方式，儿女再多也比不过夫妻之间的相互照应。老来有个伴儿，精神上可以相互安慰，生活上可以相互照顾，这种感情是其他亲情关系无法替代的。

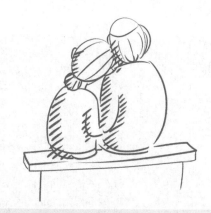

老伴儿老伴儿，老来有伴儿。此刻的笑是两人共同的心声

▶ 有个老窝儿

这是指老年朋友晚年生活要有一个属于自己的家。很多老年朋友总想将来老了要靠儿子，或靠女儿赡养，于是，就把本属于自己养老的房子分给儿女们居住，或者卖掉老宅，给儿女们购置新居。然而，这种做法让很多老年朋友就像一个无助的树叶，在寒风中飘来飘去。

▶ 有点儿老底

这是指老年朋友晚年生活要留有一点儿积蓄。有积蓄的作用很奥妙，不说可以防备儿女不孝，重要的是有那么一点儿老底子，老年朋友过日子心里才能踏实，精神上才能放松，思想上也才会有安全感。有了这种生活的踏实与安全，这对于老年朋友的身心健康有着不可估量的作用。

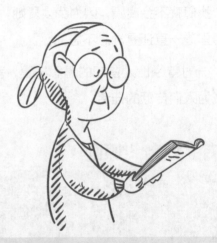

我的养老金怎么不见了？！

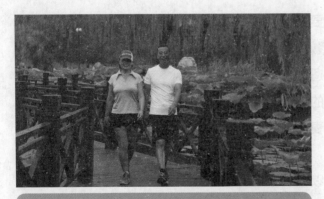

几十年的老友经常相聚聊天，是老年朋友晚年生活一幅惬意的美景

▶ 有几个老友儿

这是指老年朋友的晚年生活，要有几个情投意合的老朋友。年龄大致相同的老年人，生活经历和人生观基本相同，有共同语言，相互间更容易进行思想交流。老哥、老姐在一起，平时一起聊聊天，

有事相互帮帮忙，对身心健康很有好处。人们经常说"少年辛苦不是苦，老来孤独才是苦"，因此，老年朋友在晚年生活中，有几位知心的老友经常相聚一起喝茶聊天，是夕阳生活中一幅惬意的美景。

培养"五要"原则

老年朋友晚年生活培养"五要"原则，是指"要忘掉、要常跳、要多笑、要穿俏、要多聊"。有了这"五要"生活原则，可以使我们老年朋友的生活更有情调、更有活力、更有色彩！

▶ 要忘掉

"要忘掉"，是指老年朋友要主动忘掉自己曾经的辉煌，放下架子，保持一颗平常心，这对于曾经有社会地位的人来讲尤为重要。老年朋友离、退休后，不要再有我是某某长、我是老专家、我是老教授、我是著名艺术家，以及想当初我如何如何等思想。要把自己放在一名普通老百姓的位置，用一颗平常心来看待问题和处理周围事物，这样心态才会平和，心身才会健康。因此，老年朋友要在退下来之后，主动忘掉自己的地位和身份，才能体验一种平常心给自己带来的真正的轻松与愉悦。

▶ 要常动

"要常跳"，是指老年朋友要经常参加活动。老年朋友经常参加一些社交活动，如舞会、沙龙、老年体育比赛、旅游等，不仅增强了体质，使机体充满活力，还可以起到交流情感、调节情绪，促进心理健康的作用。

▶ 要多笑

"要多笑"，是指老年朋友要对生活充满乐观情绪，时时保持着愉快的心态，让自己的笑声常常回荡在自己的耳旁。

英国著名物理学家、化学家迈克尔·法拉第，在年轻时因工作过分紧张，精神失调，经常头痛失眠，虽经长期药物治疗，仍无起色。后来，一位名医对他进行了仔细检查，但却不开药方，临走时只是笑呵呵地说了一句英国俗语"一个小丑进城，胜过一打医生。"说完便扬长而去。法拉第对这话细加品味，终于悟出其中奥秘，从此以后，法拉第常常抽空去看滑稽戏、马戏和喜剧，经常高兴得发笑。这样愉快的心境，使他的健康状况大为好转，头痛和失眠都不药而愈。

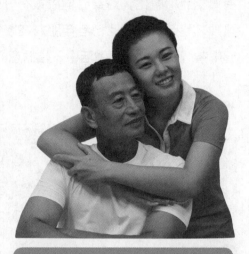

"笑一笑，十年少"

笑是一种特殊的健身运动，人一笑，便引起面部表情肌肉和胸、腹部肌肉运动，捧腹大笑时连四肢的肌肉也一起运动，从而使人体内血流加快，促进全身新陈代谢，有助于提高机体的抗病能力。对于老年朋友来说，笑能调节心理活动，笑能克服孤独寂寞的抑郁心理，笑能有助于个人更好地适应外界环境。心理学家认为，只要笑声一出，身体便会瞬间松弛下来，因它能抑制皮质醇和肾上腺素，化解压力所带来的祸害。因此，老年朋友经常大笑，也是一种极好的健身与调节心理的健康手段。

▶ "要穿俏"

"要穿俏"，是指老年朋友在晚年生活中，要通过穿衣打扮让自己漂亮一些，形象更美一些，这样就会感觉年轻了许多，别人也会看到其焕发出的青春朝气。这对老年朋友的身心健康会起到积极的作用。

"俏"，同人的心理和精神面貌有着必然的联系。如果我们老年朋友能保持中年时期的风韵，这无疑是让人羡慕的事情。人的心只要不老，那么从他的言谈举止中就会反映出来，他的装束也会与其他老年人不同。"俏"，还与人的气质有关，与人的穿着打扮有关。在国外，很多老年人不喜欢孤独，反而愿意穿红色服装，喜欢强烈的、反差大的鲜艳色彩，这同他（她）们的心理和生理需求是相符的，有助于留住青春。而在日常生活中，我们也会发现一些中老年人知道自己年老，但是他（她）们会运用服装美学常识，注意服饰与人的搭配，能穿出高雅品位，给人以美的印象。比如漂亮的红巾、皮

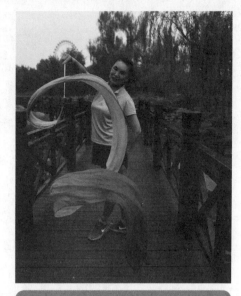

老年朋友要老来"俏"

质的手袋、贵重的胸花、舒适新潮的皮鞋等都会为老年朋友带来新的形象。

▶ "要多聊"

"要多聊"，是指老年朋友要经常与别人进行思想和感情交流。封闭自己和孤独感是危害老年朋友身心健康的重要因素，是引起老年抑郁症和老年痴呆的原因之一。聊天是一种最经济实惠而且又非常有益于身心健康的活动，对防治抑郁症和痴呆均有益处。因此，老年朋友聊天，既包括老同事、老朋友、老街坊、老邻居的生活聊天，也包括与晚辈们的情感交流。

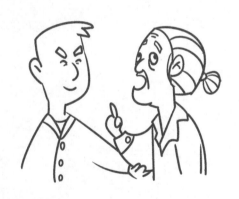

老年朋友要多跟人交流，多聊天

总之，老年朋友聊天没有主题，只有话题，只要能开动脑筋张口说话，都能起到促进老年朋友心理健康的辅助作用。

老年朋友心理健康与体育锻炼"贴心说"

结尾的话

　　心理，是我们对世界的认识在大脑皮质中的反应。老年朋友由于生理功能的退行性变化，导致大脑活动的认识能力下降、意识性差、反应迟钝、对周围环境适应能力差，以及注意力不集中等，这些变化对老年朋友的心理活动产生了诸多影响。但是，如果我们能坚持科学的体育健身锻炼，合理安排自己的生活，形成良好的健康锻炼意识与养生之道，那么，老年朋友的心理健康是完全可以得到改善的，因生理功能衰退导致的认识能力下降也是可以延缓甚至是避免的。因此，科学的体育健身锻炼与合理的生活方式，是保证老年朋友晚年生活身心健康的重要基础。

诗云

万物有定律，和谐求大同。

人生百年事，健康终为本。

体质要锻炼，思想寻平衡。

生活多自理，莫扰子孙心。

潇洒也糊涂，快乐伴我行。

忘记生辰日，不念痼疾因。

坚守"四老"本，生活皆安心。

培养"五原则"，强身又养性。

06

老年朋友生活情趣与科学养生"快乐说"

开头的话

　　生活情趣，不仅是人精神生活的一种追求，也是审美感觉上的自我体现。良好的生活情趣可以放松紧张的情绪，驱走身心的疲惫，享受生活的美好，陶冶高尚的情操，甚至可以提升人格魅力。老年朋友晚年健康的生活情趣，不仅可以促进身心健康，也可以使一个家庭乃至社会得到稳定与和谐。人们常说老年世界是一个万花筒，蕴含着无穷的魅力，只要耐心地挖掘，就有无限的快乐情趣涌现。本章将着重为老年朋友说一说晚年健康的生活情趣对我们身心健康的影响，同时也为老年朋友们介绍一些有利于身心健康的生活情趣，以及中外名人的健康养生的方法。

生活情趣对老年朋友身心健康的影响

有人说老年的生活是直线的、单调的，而有些人则说，老年的生活是人生最精彩、最富有情趣的，这实际上反映了老年朋友对待生活的一种态度和有意识调节自己的生活方式的一种生活境界。所以说，培养一种情趣，可以使老年朋友的晚年生活老有所乐。学习一些手工技艺，可以使老年朋友的晚年生活老有所学，增强生命力。总之，多一些生活情趣，可以使我们的生活丰富多彩，不仅有利于实现人生价值，谱写人生晚年的华章，而且能愉悦身心，延年益寿。

生活情趣是老年朋友心理健康的"调节器"

生活情趣，是老年朋友精神生活的一种追求和晚年快乐生活的一种感知，也是老年朋友一种审美感觉上的自足。良好的生活情趣可以使老年朋友调节情绪，驱走身心的疲惫，尽享晚年生活的美好，也有助于老年朋友陶冶高尚的情操与提升人格魅力。所以，下面从七个方面给老年朋友一些生活情趣的建议。

▶ 学习高雅的"生活情趣"

对于老年朋友来说，什么是高雅的"生活情趣"？简单地说，就是老年朋友们对生活的热爱、对生活积极的和美的感受。高雅的生活情趣有益于老年朋友的身心健康，也符合现代文明的生活方式；高雅的生活情趣可以促进老年朋友乐观自信、活泼开朗的健康心理，从而更加热爱生活。这里给老年朋友几点建议。

培养美与雅致的"生活情调"

美的生活情调，无论是男女都有一种平和而又热烈的心境，是一种面对现实生活的修养，是一种幸福的生活方式和为人处世的生活态度。在老年朋友晚年的生活时光里，"生活情调"不需要像年轻人的生活那样激情四射，仅仅是静心地享受晚年时光的点滴，享受生活中的平平淡淡，可以是物质的，但更多的是精神的。

比如，在自己的客厅或阳台上，种花养草或布置个小盆景，面对葱绿的常青藤和精美的小花盆，通过修修枝、洒洒水，与这些植物一起享受阳光，享受植物给我们带来的生活惬意，享受生物跃动的勃勃生机。当然，如果能在这种环境中，听着悠扬的琴声挥笔泼墨，或者与老伴一边品尝着茗茶，一边读书看报……这样的生活场景是由老年朋友自己的性情来把握，而不需要靠钱来支撑。

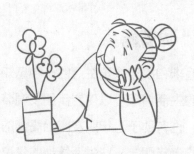

培养生活情趣，是老年朋友的一种生活态度

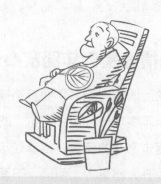

闲情逸致，也是老人的一种生活态度

老年朋友晚年的"生活情调"，就像一本书，也许没有精致的封面和用来制造卖点的扉页和序言，但读后会有收获或感悟，或快乐或轻松。"生活情调"能让我们老年朋友更懂得善良，为人处世低调但不失睿智与聪明，能使老年朋友更有内涵与修养。

营造美与和谐的"生活环境"

对老年朋友来说，营造美的"生活环境"，就是要把居住的家庭环境，营造出和谐、温馨、宁静、舒适、有利于老年朋友身体健康长寿的环境。

老人居住的室内温度以 18~26℃为宜，室温过低，老人易着凉、感冒；室温过高，容易使人疲惫，精神不振。而老人居室的湿度以 50%~60% 为好，湿度大，使人感到潮湿、气闷；而空气过于干燥，人体会蒸发大量水分，引起皮肤干燥、口干、咽痛等不适，尤其对老年呼吸道感染病人，会因痰不易咳出而加重病情。此外，室内要经常开窗通气，尤其是晨起后要开窗排出室内浊气，让新鲜空气补充进来。不要忽视噪声对老年朋友健康的影响，对老年朋友来说，在家庭中创造一个宁静、幽雅的环境，利于休养。到了冬季，老人的居室可以让阳光直接照射室内，能给人以舒适感，阳光中的紫外线还有消毒、杀菌作用。

老年朋友的居室装饰不求豪华，但求温馨与舒适。灯光布置要合理。在走廊、卫生间和厨房的局部、楼梯、床头等处都要尽可能地安排一些灯光，以防老年朋友摔倒。此外，老年朋友的居室不妨多放一些绿色植物，来保持空气的清新和视觉上的放松。这些绿色的植物对于老年朋友来说也是一种修身养性的方式，对于保持精神上的轻松愉悦有着良好的作用。

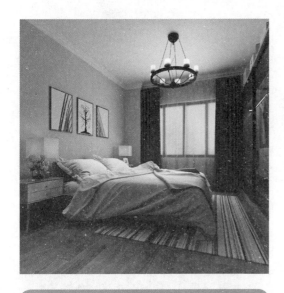

老年朋友的居室，不求豪华，但求温馨、舒适

老年朋友的居室应使用双层窗帘，分为纱帘和织锦布帘。使用时可以调节室内亮度，使老年朋友免受过于强烈的阳光刺激；厚重的窗帘能带来稳定的睡眠环境，对于老年朋友的身体大有好处。

老年朋友居室的颜色要有利老年朋友心理健康。老年朋友一般喜爱典雅、洁净、安宁、稳重的颜色，加之体弱、心律减缓、视力减弱，一般宜采用浅色，如浅米黄、浅灰、浅蓝等，忌用红、橙、黄，因为红色会引起心律加速，血压升高，不利于健康。

室内要有一些怀旧的思念。老年朋友对往事的思念和情感，总能在回忆往事中体现自己的价值。因此，在老年朋友居住的室内，摆设一些怀旧的物品，或年轻时的照片，可以让老人有怀旧感。

进美与浪漫的"艺术世界"

法国思想家、文学家罗曼罗兰曾经说过："艺术是一种享受，是一切享受中最迷人的享受。"艺术的世界充满魅力与神奇，不仅给人以联想，也让人产生心灵的愉悦与快慰。对于老年朋友来说，与老伴儿或朋友们经常到博物馆、美术馆，参观浏览各种艺术珍品与创作，不仅是让人浮想联翩，更能提升晚年生活的品质与修养。而听听音乐会，体验交响乐的震撼与魅力，观赏一下经典芭蕾，了解一下舞蹈艺术的神奇与绚丽等，又可以作为老年朋友修身养性的重要调节功能，使自己的身心健康得到维护与保障。

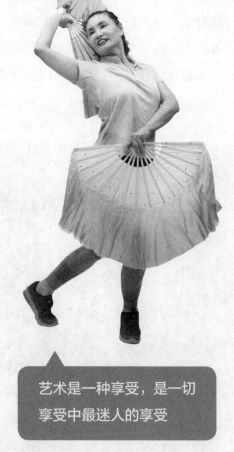

艺术是一种享受，是一切享受中最迷人的享受

▶ 培养有益的"生活兴趣"

"生活兴趣"的力量是巨大的，对于老年朋友来说，培养动手的生活兴趣与生活爱好，不仅可以陶冶情操，愉悦身心，使生活充满朝气和生机，而且有助于消除生活的单调、枯燥，战胜寂寞、烦恼，调节心态，振奋精神。"花香益寿""善弈者长寿""运动延年"等，均是百岁寿星的切身体会。有人做过这样的调查：生活兴趣广泛的老人健康状况良好的占82.1%，而没有兴趣爱好的老人健康状况良好的只占10.6%。可见培养有益生活兴趣，是老年朋友身心

健康的重要基础，也是科学养生的重要手段。下面向老年朋友介绍几位长寿老人的生活兴趣。

01 开国上将——吕正操

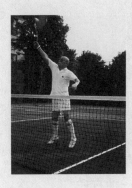

吕正操将军在九十多岁时，在网球场上的矫健身影

开国上将吕正操，享年106岁。吕老打网球打到90多岁，打桥牌打到97岁，游泳游到98岁。其夫人刘沙曾经这样概括他的养生之道："读书、打桥牌、打网球，是吕正操晚年保持体力、脑力的三个有力招数。"

02 "全国健康老人"——童陆

童陆生，是共和国开国少将，享年103岁。童老把自己的长寿秘诀概括为"三乐"：心宽为乐、读书为乐、助人为乐。在童老年近百岁时，已经依然声音洪亮，精神矍铄，在当年被评为"全国健康老人"

03 英国年龄最大的园丁—— 拉尔夫·霍尔

拉尔夫·霍尔，一位平凡的英国老人，享年104岁。拉尔夫老人退休后，对种植蔬菜和栽培鲜花投入了满腔热情。在他的精心照料下，200丛玫瑰花长得枝繁叶茂，花香扑鼻。拉尔夫老人在自己的苗圃内，用锄头清除杂草，并用一个自制的夹子捡起杂草。劳作累了之后，老人喜欢在花丛中漫步，尽情享受沁人心脾的玫瑰花香。拉尔夫老人把园艺劳动视为自己长寿的关键因素。他认为，园艺劳动不仅能让他保持思维的敏锐和活跃，还是一项不错的运动。在拉尔夫仙逝后，人们把拉尔夫·霍尔誉为是"英国年龄最大的园丁"。

▶ 坚持自己的"生活老趣"

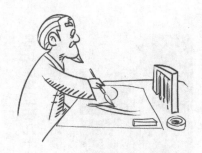

"老趣"是老年朋友寻找生活乐趣的一种方式

不少老年朋友告诉周围的同龄人，建议把自己晚年生活的"优雅老去"，改为"优雅老趣"，让自己晚年生活多一些童心，多一些乐趣，这话充满了对老年朋友晚年生活的精辟诠释。对于人的一生来说，老，意味着成熟；老，也是一种自豪！人们不是常说"生姜老的辣，甘蔗老的甜"嘛？而"老趣"，就是老年朋友晚年的生活释怀，是一种生活情调与思想境界的融合，更是修身养性的生活方式与调节器。

在中外许多名人的晚年生活中，把"养菊"作为晚年的生活"老趣"，不仅丰富了生活内容，更对自身的养生与修身起到了良好的辅助作用。比如，毛泽东早年对菊花的情怀，称为晚年生活的"老趣"。毛泽东生前居住的中南海丰泽园，他将书房命名为"菊香书屋"，他喜欢菊花扑鼻的异香，以及抗寒傲霜、挺拔不群的个性。他早年所写的《采桑子·重阳》一词中的"战地黄花分外香"的名句，正是这位伟人高尚品德的生动写照。

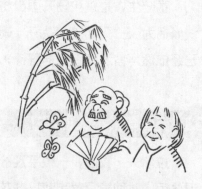

老来有趣，将使老年朋友的晚年生活更加多姿多彩

南宋著名诗人陆游，素有"收菊作枕"的习惯，他在《剑南诗稿》中写道："余年二十时，尚作菊枕诗。采菊缝枕囊，余香满室生。"晚年时，陆游又写了一首《老

态》诗，诗中曰："头风便菊枕，足痹倚藜床。"可见菊花不只是观赏名花，还可填制枕头，健身疗疾，也是陆游晚年生活中不可缺少的"老趣"。而清代著名文学家蒲松龄，对菊花的偏爱也是晚年生活"老趣"的重要内容。他曾称自己"我昔爱菊成菊癖，佳种不惮求千里"。为求得一株菊花佳种，不惜千里跋涉，这是何等挚爱之情驱使之。每当一部作品问世，他都要到花市买几盆菊花或上山采集野菊花。他对菊花一往情深，曾有诗咏之："飘逸尚留高士志，幽娴不作媚人装"。

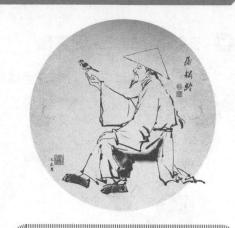

蒲松龄称自己"我昔爱菊成菊癖，佳种不惮求千里"，体现了晚年生活的"老趣"

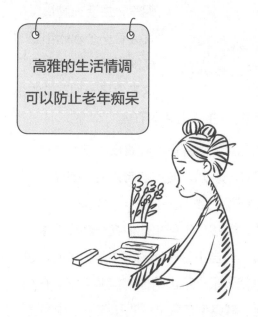

高雅的生活情调
可以防止老年痴呆

张芝华是位老艺术家，她塑造了许许多多的外婆、妈妈等舞台形象，给广大观众留下了深刻的印象。张芝华认为："人生要有个伴儿，这个伴儿就是兴趣爱好。有了伴儿，人生就不会感到寂寞；有了伴儿，生活就会生机盎然。"张芝华晚年的"生活老趣"十分广泛，包括阅读、旅游、种花草、听音乐等。她家的阳台上，种了10余种花卉。为了培育这些花卉，她经常去劳作。"每当花开时，一片姹紫嫣红，不仅赏心悦目，也锻炼了身体。"她很爱看书，看的书也很杂，有传记、艺术评论、小说、散文等。

> ## 勿忘早年的"生活童趣"

老年追求童趣，是一种有益于健康的好事。现代医学研究表明，老年人保持一颗童心，无忧无虑、笑口常开，可使人体分泌出多种有益的激素，如酶、乙酰胆碱等，这些物质可以把血管的收缩，血液的流量、流速，神经的兴奋和抑制等生命活动调节到最佳状态，从而促进新陈代谢，增强抗病能力，达到延年益寿的目的。

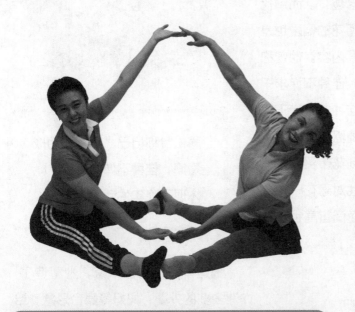

有童心就要欢笑，有欢笑就有健康

因此，一个人童心不老，他就会浑身充满朝气，生活充满快乐，就会有一个永远年轻的精神世界。追求童趣，这不仅是一种正常的生理现象，也是老年朋友保持身心健康不可缺少的 "生活调节器"。

近代杰出诗人臧克家生平除了喜欢种花卉、喂麻雀、收看新闻节目之外，还有一个特别的爱好，那便是喜爱跟孩子在一块儿。臧克家老先生即使到了九十多岁，依然童趣不失，笑声爽朗。以前每次散步，小朋友见到了他，总是老远就"臧爷爷……"喊个不停。他们的臧爷爷也乐于和他们在一起捉迷藏或踢沙包，这时候，臧老也变成了"老天真"。当小孩有什么不快乐的事时，也乐意哭着找臧爷爷说个痛快。这时，臧老就边哄小孩边给他们些糖果吃。在孩子们中间，他成了"孩子王"，童心十足。臧克家在散文《我和孩子》中写道："我喜欢这许许多多的小朋友，自己好似变成了他们当中的一人。"

▶ 放开自己的"生活侃趣"

侃，原意是闲谈、闲聊。如果用汉字的象形文字解释的话，就很有意思："侃"由三部分组成，左面是一个人，右上方是一张嘴，右下方是三撇，表示嘴里说出来的东西滔滔不绝，口若悬河，合起来表示一个人不断地说话，引申为慷慨、刚直。现代汉语中有"调侃"一词，是由"砍大山"转变而来的，本意为拎着斧头到山里乱砍，北方人用它表示闲聊，后来这个词走向全国，为了避免误解，"砍大山"就演变成了"侃大山"了。

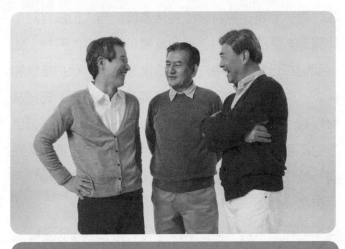

"侃趣"可以让老年朋友活跃思维，促进交流，防止老年痴呆

这段有关"侃"字的调侃，对于我们老年朋友来说，就是让我们的生活要有聊的话题、说的风趣，合起来就是老年朋友的晚年生活要有自己的"侃趣"。

生活中人们常说，人老了怕孤独，因为孤独的生活是静态的，而静态的生活就容易让人的身体与心理机能渐进性衰退加快。所以，老年朋友不要使自己的晚年生活陷入孤独的环境，经常与朋友们相聚，海侃神聊，聊中寻乐，促进健康。老年朋友相聚谈天下大事与古往今来，可开阔胸怀，促进老人的大脑思维活跃，避免老年痴呆；而大家相处谈养生秘诀，可相互促进，添寿开窍。如果大家在一起说老两口的恩爱、儿孙们的孝顺，那叫从里到外都是其乐融融。总之，侃而趣，趣而乐，乐而康，康而寿。所以，老年朋友要有自己晚年的"生活侃趣"。

▶ 赞美自己的"生活俏趣"

　　人们常说，最美不过夕阳红。的确，早晨的太阳照耀大地，人们欣喜若狂；黄昏也有余辉映照，色彩斑斓，更有绚丽多彩的感觉。许多老年朋友也许退休前由于工作性质决定了很多个人的生活情趣被弱化，甚至消失。而退休之后，又经常把"都这么一把年纪了"挂在嘴边，以至于那种曾经有过的激情岁月、俏丽年华，永远被封存在了记忆之中，这不能不说是一种遗憾。

　　"老来俏"对于我们老年朋友来说，不是一种追求时尚，而是一种科学的生活态度。当人们放弃对形体服饰方面的讲究时，就意味着自暴自弃的开端。如果我们在日常生活中注意勤梳洗巧打扮，保护皮肤和头发，改善自己的形象，不断提高生活情趣，无疑从心理或生理上都会给自己带来极大的好处，这是延缓衰老不可缺少的精神因素。科学家们研究发现，人在精神愉快时，能促进体内分泌激素，这些活性物质可促进血液循环，使神经和细胞兴奋，增强人体各脏器的代谢功能，从而有利于提高

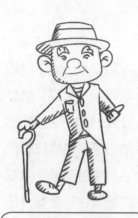

"老来俏"是老年朋友积极的生活态度

人体免疫功能和抗病能力。"老来俏"可以活跃自身的脑细胞，消除中枢神经系统的疲劳，延缓精神老化。因此，老年朋友的晚年生活，有没有生活情调，跟年龄没有直接的关系，而是自己的生活要活得自信、活得有味道。就是要找回自己当年的"俏"，让自己的晚年生活充满"俏趣"。

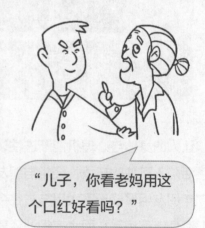

"儿子，你看老妈用这个口红好看吗？"

比如：让自己的穿衣俏丽起来；让自己的生活方式讲究起来；每天让自己的妆扮靓丽起来。总之，让老年朋友们的晚年充满"生活俏趣"，夕阳晚霞才能更加绚丽多彩。

▶ 寻找大自然中的"生活野趣"

野趣，是指山野的情趣。中国南北朝时期，南朝宋有一位文学家叫谢惠连，在《泛南湖至石帆》中描述到"萧疏野趣生，逶迤白云起"，意思是空旷的原野上，野趣纵生，脚下是弯弯曲曲的小路，头顶是白云。这种描写城外自然风光的景色，在今天也许少了一些，但是，只要我们心存向往大自然的情怀，让我们的生活时时刻刻贴近大自然，我们就可以尽享大自然赋予我们人类的恩惠。在老年朋友的晚年生活中，"野趣"就是一种领略大自然的生活情趣。离开我们久居的城市，无论是结伴而行，还是跟团出行，走低谷、登山峰，仰望蓝天，远眺大海，看千峰亮秀，万壑藏云，幽静的环境、清新的空气、和煦的阳光、多姿的花木、绚丽多彩的山光水色，会使人心情愉悦、精神振奋、身体轻松，对健康大有裨益。在老年朋友的晚年生活中，如果生活的"野趣"充满着我们的生活，我们的身心一定是阳光健康的。因为大自然赋予我们的恩惠，不断滋润着我们的生活。

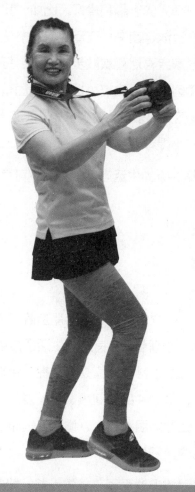

离开喧嚣的都市，无论是结伴而行，还是跟团出行，让我们走起！

生活情趣可以培养老年朋友积极的生活态度

高雅的生活情趣，是健康的、向上的、文明的、科学的，它反映了老年朋友晚年的生活态度，以及个人的生活品质与人文素养，是老年朋友对待生活态度的心理志向和生活向往。

一个人的生活情趣，简单地说就是一个人的志趣和爱好，比如：我国历代领导人都有自己的生活情趣，毛泽东喜欢游泳、读书；江泽民喜欢书法、朱镕基喜欢拉二胡；胡锦涛喜欢打乒乓球，温家宝喜欢喜欢散步、游泳、打篮球；习近平喜欢足球等。而著名的物理学家爱因斯坦喜欢拉小提琴，我国著名数学家华罗庚喜欢写旧体诗，著名地质学家李四光热爱摄影，被誉为"杂交水稻之父"的袁隆平，则另有一个文雅的爱好——拉小提琴。

所以，老年朋友的生活情趣，对培养积极的生活态度，具有不可替代的功能作用，具体讲主要体现在以下三个方面。

▶ 高雅生活情趣的健康功能

从老年朋友晚年的生活方式来说，科学健康观是老年朋友晚年生活重要的"物质基础"，它包括了躯体健康、心理健康、良好的生活适应能力等。老年朋友培养自己高雅的生活情趣，就是以科学健康观为前提，追求一种更积极、更高层次的生活适应和发展，是一种身心健康、和谐发展的良好的生活状态。健康的生活情趣，可以让老年朋友轻松、愉快、健康、自信，让我们老年朋友充分领略和体验生活的美好与幸福。

比如：喜欢游泳与读书，这种生活情趣让毛泽东一生受益。即便是在艰苦的战争岁月，毛泽东依然坚持自己的生活方法，让充满激情与浪漫的生活情趣，克服了各种困难险阻，战胜了常人无法想象的苦难。

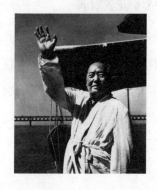

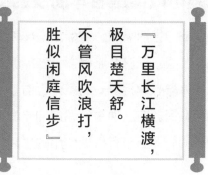

『万里长江横渡，极目楚天舒。不管风吹浪打，胜似闲庭信步』

▶ 高雅生活情趣的益智功能

从老年朋友晚年的生活方式来说，高雅的生活情趣，对老年朋友们的生活品质有积极乐观的作用，容易使老年朋友产生正确的生活态度，对晚年生活依然充满理想，并且有自己的生活品味与追求，进而使老年朋友产生积极的生活情绪，对防止大脑神经系统的功能衰退、增强大脑思维的灵活性、避免孤独与偏执的生活态度、防止老年痴呆等，都具有积极的益智功能。

▶ 高雅生活情趣的调节功能

高雅的生活情趣，总是能够给老年朋友的生活带来快乐与愉悦，对老年朋友的身心健康是具有积极的促进作用。这不但能减少老年人身心负面的不利因素，还能给社会带来和谐的氛围，对己对人对社会都是有百利而无一害的生活方式。此外，高雅的生活情趣，作为一种积极向上、充满阳光与科学健康的生活方式，对拓展社会交往、促进人际交流和调节生活中的矛盾，发挥着积极的调节作用。

话说老年人科学锻炼与养生

生活情趣可以促进老年朋友的身体机能健康

老年朋友的生活情趣，实际上是一种身体与心理相促进、手脚与大脑并用的"劳动"过程。在这个过程中，老年朋友通过手的劳作与大脑的判断，建立起了一种身体与心理相统一的条件反射，经过不断的强化，形成了一种良好的、科学的生活意识。在这种生活意识的支配下，老年朋友的生活情趣也就转化成对身体健康和心理健康有积极作用的生活方式了。

▶ 生活情趣对身体健康的作用

《礼记·大学》有言"欲治其国者，先齐其家；欲齐其家者，先修其身；身修而后家齐，家齐而后国治。"意思是说，人要完善人品操行，提高人生境界，

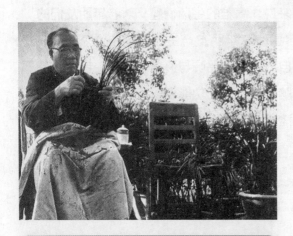

"幽兰奕奕待冬开，绿叶青葱映画台。初放红英珠露坠，香盈十步出庭来。"朱德对兰花的钟情，成为一生的闲情逸致

提倡清心寡欲、生活朴素，防止坠入物质欲望的深渊，败坏道德品质。生活情趣是一种精神追求，是反映老年朋友对待生活态度的一种心理反应。因此，健康文明的生活情趣有利于老年朋友舒心健体。比如，毛泽东一生酷爱游泳，七十高龄还畅游长江；周恩来爱好文学，喜欢欣赏美妙动听的音乐；朱德喜欢种兰花，爱它的淡雅清香、朴实无华；陈毅的兴趣是下围棋、赋诗词，围棋黑白相间，两军对垒其乐无穷，诗词也写得神采飞扬；邓小平在工作之余喜欢打桥牌和游泳，借此保持敏捷的思维和强健的体魄。可见，高雅的生活情趣，对老年朋友的身体健康，具有积极的促进作用。

▶ 生活情趣对心理健康的作用

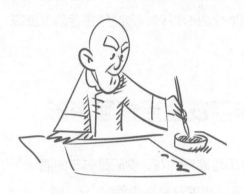

每一位老年朋友都有自己的生活情趣，并且体现在每个人所钟情的不同生活方式之中。从老年朋友生活情趣的表面上看，生活情趣反映老年朋友个人的生活态度，但从深处说，生活情趣则体现了老年朋友对待生活方式的精神追求，以及对待生活的审美态度。由此可见，老年朋友的生活情趣，如果不注意加以辨别和选择，就很容易被低级和庸俗的生活方式所迷惑，使老年朋友的心理认识发生扭曲，走入健康生活的歧途。健康、科学的生活情趣，能够端正老年朋友对待生活的认识，培养积极、向上、庄重、质朴的生活方式，才能始终保持身心健康和高雅的生活品质。

> 老年朋友晚年的闲情逸致，体现了一种生活态度与人文素养，以及良好的心理状态

比如，老年朋友读书、练字、学习绘画，既可以提高文化素养、丰富精神世界，又可以锻炼毅力和陶冶性情；而老年朋友爱好集邮，可以从搜集和整理邮票的过程中了解世界各国的历史地理、风土人情，翻开集邮册就仿佛在世界漫游了一遍，增长了许多知识；老年朋友参与棋类活动可以发展智力，锻炼逻辑思维和辩证分析能力，强化战略战术思想和思维的周密性、灵活性；

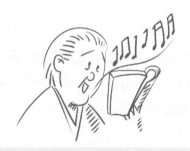

> 老年朋友参加合唱活动，不仅是一种高雅的生活情趣，更是陶冶性情，培养人文素养，促进身心健康的十分有意义的活动

老年朋友作为戏剧"票友"，既可以欣赏名剧名角的高超舞台艺术，又可以通过模仿唱腔，增强戏剧艺术的人文素养。总之，老年朋友健康、科学的生活情趣，不仅可以培养自我积极的生活态度，更能净化内心世界，为晚年生活创造良好的心理基础。

"夕阳无限好"—— 老年朋友生活情趣掠影

"最美不过夕阳红，温馨又从容，夕阳是晚开的花，夕阳是陈年的酒。"这首《夕阳红》主题歌，唱出了亿万老年朋友追求晚年幸福生活的心声。时代变迁，老年人的生活也愈加丰富多彩，无论是跳广场舞、打太极拳、朗诵诗歌，报乐器班、书法班、绘画班，还是骑行郊游，追求生活中的诗和远方已不再是年轻人的专利，老年朋友的生活情趣或静或动，也涌现了许多新玩法。下面给老年朋友介绍一些老年朋友晚年生活的情趣。

老来有乐添自在，休闲养生真性情

老年朋友的晚年生活，既要有保障生活的经济基础，更要有安全、快乐、健康的生活情趣与生活方式，要体现出老年朋友特有的温馨、祥和、舒适、愉悦的生活价值。以下几种生活兴趣，也许对老年朋友培养自娱自乐的生活情趣会有所帮助。

▶ 吟诗练记忆，朗诵留青春

当我们吟诵一首脍炙人口的诗篇时，我们情不自禁会有一种激情澎湃的感受，仿佛在与相距遥远的作者相遇，这会让我们的情感与人生感悟形成跨越时空的"对话"，体验一种心旷神怡的心灵愉悦。我们常说"读书最乐"，乐则忘忧，乐则胸襟开阔，心情舒畅。吟诗与朗诵，对老年朋友来说，不仅仅是闲情逸致，更是修身炼智、陶冶情操、延年益寿的生活情趣。古往今来，不少文人墨客，之所以能长寿，与他们的读书、吟诗与朗诵的生活情趣有着密切的关系。南宋诗人陆游有句名言"读书有味可忘老"。读书、朗诵可以使我们忘记衰老，进入一个超脱年龄、跨越时空的精神境界。再加上在读书与朗诵的过程中，老年朋友的精神集中、脑子活跃，对锻炼老年朋友的记忆力和思想意识，都具有良好的益智功能。

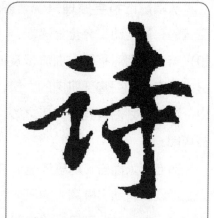

读诗与朗诵，对老年朋友来说，不仅仅是闲情逸致，更是修身炼智、陶冶情操

▶ 每日歌一曲，百岁不看医

"每日歌一曲，百岁不看医"也许有夸大之意，但是，对于老年朋友而言，唱歌则是一种极好的健康体魄、陶冶性情的生活情趣。

故事回放

李师傅是郑州碧沙岗"歌友园地"合唱队的骨干队员，这位退休十余年的火车司机，几乎天天风雨无阻地到郑州碧沙岗公园来唱歌，如今已能熟练地演唱上百支中外名歌，还兼着乐队的手风琴手。因为唱歌，他患了多年的高血压和颈椎病竟然得到有效控制，如今身体越来越棒，还交了一大批志同道合的各界朋友。"歌友园地"合唱队像李师傅这样因唱歌得以健康的老人很多，一些来自棉纺织厂的退休女工，大多身患各种慢性病，通过唱歌，如今个个容光焕发，显得年轻多了。还有一些人退休后有失落感，在家又无所事事，难免郁郁寡欢，疾病也随之而来，参加"歌友园地"后，在音乐的氛围中，竟然逐步甩掉一身暮气与不适，重新找回昔日的青春。

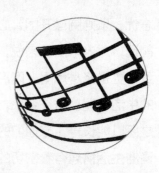

从唱歌的科学原理来说，唱歌是一种呼吸新鲜空气的有氧运动，令全身通畅，可使大脑皮质的抑制和兴奋达到相对平衡，血流量及神经功能的调节处于良好状态，加强胸部肌肉的力量，增加肺活量，与登山、游泳、划船有异曲同工之妙，更有怡情养性的独特功能。

对老年人而言，唱歌还能促进大脑保健，唱歌时80%以上的神经细胞参与大脑活动，有助于提高人的记忆力和表达能力，而大脑健康对延年益寿当然是功不可没的。由此可见，"唱"出来的健康不是一句戏言，在注重饮食平衡和健康生活方式的基础上，通过唱歌进行养生、走向长寿也就不言而喻了！

▶ 健康人生，"棋"乐融融

我们常说的老年朋友健康问题，实际上是在身体与精神和生活方面都处于良好状态的一种表现。而下棋对于老年朋友来说，是一种有利于身心健康、延年益寿、修身养性的娱乐活动。

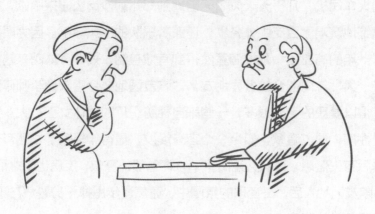

"将军！哈哈，
终于赢你一盘！"

01 有养身颐性的作用

对于一些不适合体育锻炼的老年朋友来说，下棋可以起到安心静养、平和心境、动静结合、谋定而动地在棋友的谈笑之间分出胜负，性情也从中得到了陶冶。

02 健脑防衰的作用

下棋是一种充满乐趣的脑力游戏，老年朋友经常下棋能锻炼思维，保持智力的活力，防止脑细胞的衰老。

03 愉悦身心作用

下棋需要有对手，或者棋友。老年朋友经常与棋友们切磋棋艺，既可增进与老朋友们的交流与沟通，增进友谊，又可以消除孤独与寂寞，使身心舒畅、愉悦。

04 精神寄托作用

经常下棋，对老年朋友来说，会产生一种棋友氛围与娱乐圈。大家会经常相邀在一起，切磋棋艺，饮茶品茗，横车跃马或黑白互围，杀得个天翻地覆，这是一种"棋"乐无穷的精神寄托。

▶ 绘画调气血，书法宁心神

中国书画文化不仅具有浓郁醇厚的民族特色，而且也是养生益寿的一种生活情趣。习书作画，可通过自己动手练字或作画，融学习、健身、养性、艺术审美于一体。每每完成一幅作品，在欣赏的过程中，既是一种自我陶醉的艺术体验，也是修身养性、健体益寿的过程享受。

首先，书画活动具有理气血、通经脉的作用。老年朋友练习书画，可以使气血自然贯通，五脏和谐，百脉疏通，大脑神经系统的兴奋与抑制更加平衡，从而促进血液循环和新陈代谢，达到强身健体的目的。

其次，书画活动可宁神静心，使心理达到平衡的状态。老年朋友学习书画，其本质在于用心去体会意、气、神的统一与方法。将意境、气势、神态通过画笔呈现出来，既是作品的创作，也是心理认识的修炼，这对老年朋友的心理健康具有极好的锻炼价值。

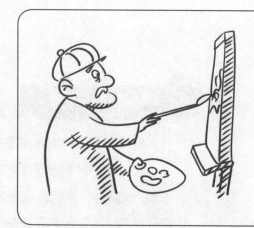

老年朋友绘画，可以宁神静心，起到心理平衡的作用，是一种高雅的生活情趣

年轻时的特长，晚年时的生活情趣

许多老年朋友年轻时都曾有想过学习一技之长，并且梦想将来能成为歌唱家、舞蹈家、画家、演奏家等，不少老年朋友年轻时也曾为此经历过"童子功"的基础训练。但是，由于各种原因许多人并没有将所学的一技之长作为专业而发展下去。于是，少年时期的梦想也就成为老年朋友埋藏在心中的一个情结，梦想有朝一日能重新拿起当年有太多梦想的乐器或画笔，再圆年轻时的梦想。但是，当我们身边的很多老年朋友退休之后，有了时间和精力重圆年轻时的梦想时，却犹豫了，甚至放弃了重新拾起早年的一技之长。其实，老年朋友年轻时曾有过的一技之长，能作为老年朋友晚年的生活情趣，是最有利于身心健康

的生活方式。下面给大家介绍几位老年朋友让年轻时一技之长成为晚年生活情趣的故事。

▶ 王老师晚年的"琴结"

王老师从小喜欢小提琴，读初中时就是"毛泽东思想宣传队"骨干。1969 年高中毕业（俗称'老三届'），赶上了"上山下乡"的滚滚热潮，王老师与成千上万的有志青年一样，带着他心爱的小提琴来到了陕北农村。

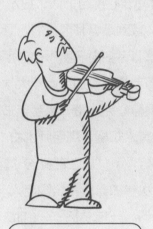

悠扬的琴声，让王老师仿佛又回到了激情燃烧的岁月

这一去就是 8 年，这期间王老师很少再拉小提琴，当年要励志成为小提琴家的梦想，也就深深的埋藏在了自己的心中。1977 年高考恢复，王老师考取了大学，所学专业是中文。大学毕业后留校任教，前年王老师退休了。由于历史沉积太久，王老师并没有想到能再拾起当年的一技之长。后来，在老伴的提示下，王老师抱着试试看的心情，又把封藏多年的小提琴拿了出来。伴随着熟悉的旋律，王老师仿佛又回到了那个激情燃烧的岁月。每天他总会在阳台上纵情地拉上一两个小时，有时还到了忘记时间的程度。这两年，他不仅又恢复了拉琴技能，重要的是小提琴成为他退休以后的生活情趣，让他的退休生活更加丰富绚丽。如今，他加盟了当地高校退休教授乐团，又成为乐团中的骨干。

▶ 高老师晚年书法技艺"炉火纯青"

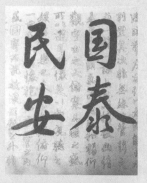

高老师书法作品

高老师自幼生活在一个传统文人的家庭，父亲是当地一位中学的老师。高老师从小在父亲的指导下学习书法，虽有"童子功"，但随着"文化大革命"的风起云涌，高老师书法的"童子功"也就再没有得到更大的释放。也是在"文革"之后，高考恢复，高老师考取了体育专业，毕业后留校任教。从专业教学岗位又转到行政管理岗位，一晃 30 年高老师很少有时间专心练习书法，更没有精力与他人切磋技艺。直到高老师退休后，看到市里老年大学书法班里有许多自己熟悉的老朋友，在大家的劝说下，高老师也参加了老年大学书法班的活动。当高老师静心完成第一幅老年书法班作品时，大家惊呆了，如此书法功底从来没有人知晓，高老师也由此坚定了信心。后来高老师的书法技艺在名师的指导下，加上自身的"童子功"基础，逐步达到了炉火纯青的地步，在多次参加省级和全国老人书法比赛中频频获奖。书法，这个早年少年时期的"一技之长"，由此成为高老师晚年生活中一项健康于身、愉悦于心的生活情趣。

▶ 老年合唱团让张大姐重燃当年激情

张大姐年轻时就喜欢唱歌跳舞，参加工作之后，在校党委办公室工作，由于工作性质使她自己早年喜欢的唱歌跳舞失去了许多展示的机会。去年，她退休了。她如释重负，在几位退休教师的倡议下，通过校工会的协调，在学校成立了退休教师合唱团，把退休的老师们组织起来，每周一、三两个晚上集中练习，并聘请也已经退休的声乐老师担任音乐指导与指挥。无论刮风下雨，大家从不缺席，坚持每次练习全体到场。先后排练了中外上百首合唱歌曲，并在全国首届无伴奏合唱比赛中获得银奖，维也纳合唱节比赛中获得金奖，澳门国际合唱节比赛获金奖。这些成绩让退休教师合唱团的每一个老年朋友无比自豪，也让张大姐重燃了当年的善歌善舞激情，使得她的退休生活更加美好。

好的生活情趣，才能换得健康的体魄

古今中外，无论过去生活在"贵族阶层"的"皇亲国戚"，还是现在不同社会阶层每一个人的生活方式，似乎人们都有自己的生活情趣，都会钟情于自己所喜欢的生活方式。如果我们所选择的生活方式不能体现出应有的健康诉求与生活情趣，那么我们在选择这种生活方式的同时，也就等于选择了自毁健康，选择了低俗与无知。所以，老年朋友的晚年生活一定要选择科学、健康、阳光、向上的生活情趣，这样才能使我们的生活质量与生活品位不断提升，我们的晚年生活才能幸福、安康。下面给老年朋友介绍两位大家熟知的历史人物，看看他们的生活情趣是如何培养的。

▶ 武则天：习文练武，坐禅养花

武则天是大家熟悉的历史人物，是中国历史上唯一的一位女皇帝，活到了82岁。我们这里暂且不评价武则天的功过是非，只就她的养生之道与生活情趣分享给大家。武则天活到82岁，这在封建社会里是极其少有的，究其原因，与她的养身和情趣有很大的关系。

话说老年人科学锻炼与养生

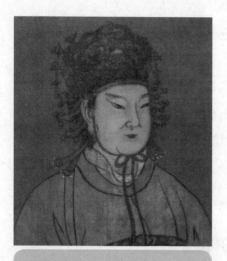

武则天，中国历史上唯一一个正统的女皇帝，也是即位年龄最大（67岁即位）、寿命最长的皇帝之一（终年82岁）

习文练武，养性修身

武则天的父亲是军人出身，母亲又善通文墨，受其影响，武则天从小也就喜欢习文练武。在其执政期间，她从未停止过书法、诗歌、乐曲的创作，并且经常骑马检阅军队和外出巡行。这一切练就了她良好的身体健康基础，以及历练了善动亦静的性格。

坐禅养生，崇尚自然

武则天的母亲是个佛教徒，活到了92岁。她也曾落发修佛3年。这期间，她学会了佛家气功"结跏趺坐"（坐法之一），对此后的养生起到了重要的思想启蒙作用，同时也对她执政发挥了一定的作用。

爱花悦景，平和性情

唐高宗李治未病时，武则天经常从驾出游。古今中外人所共知，旅游是有助于身心健康的事情。在对大自然钟情的过程中，武则天养成了爱花的情趣，甚至着迷。她收集天下名花异草于皇家花园，时时观赏，也由此促进了她性情平和，使其身体更加健康。

▶ 苏东坡：静坐调息，培养元气

我国北宋文学家、书画家苏东坡，不仅在散文、诗、词、歌、赋、书法、绘画、音乐、佛道等方面都有很大的成就，他还是一位养生学家。他在《上皇帝书》中详细地阐述过自己的养生理论"人之寿夭在元气……是以善养生者，慎起居，节饮食，导引关节，吐故纳新，不得已而用药，则择其品之上，性之良，可以服而无害者，则五脏和平而寿命长。"东坡先生养生观的要点就在于培养元气，使五脏六腑功能强健，相互协调。东坡先生除了采取散步、旅游、搬砖（体力劳动）等多种健身法之外，还坚持静坐调理气息。东坡先生的静坐调息法，是一种简便而有效的气功，静坐时全身心集中在呼吸之上，以达到身心入静状态，从而调节气息，达到防病祛病的目的。

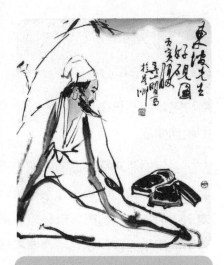

苏东坡，字子瞻，又字和仲，号东坡居士，世称苏东坡、苏仙。是我国北宋时期著名文学家、书画家

苏东坡坚持静坐调息养生法几十年，虽然去世时只有65岁，并不算是长寿，但在那个年代，在那样凄苦坎坷的宦途中，这已经是非常不容易的了。

锻炼增健康，情趣养身心

许多老年朋友每当说起体质健康的话题，他们总是说：体育锻炼可以增强体质。这话一点不错，但不完全。老年朋友的体质健康，既包括生理的健康，也包括心理的健康。老年朋友参加适当的体育锻炼可以促进新陈代谢，改善血液循环，使各器官充满活力，对延缓衰老进程、延长寿命、提高健康水平、防治疾病、加速病后身体机能恢复等，都有积极作用。但是，老年朋友的心理健康，除了积极参加体育锻炼可以促进心理健康水平的提高之外，生活情趣对老年朋友日常生活的调节与修养有着很大作用，更能促进心理健康水平的提高。

老年朋友的养生之道，也许很难达成普天下老年朋友"放之四海而皆准"的定律，但是，老年朋友的养生之道无外乎是以身体与心理健康为目的的生活方式。

▶ 养生先养心

老年朋友养心，既包括对待生活的认识态度，也包括对待生活方法的选择，即生活情趣。

老年朋友对待生活的认识态度，就是要心胸宽阔、遇事不怒、想得开、放得下，始终保持平和的心情。对人与事，不要斤斤计较，要多为他人着想。而老年朋友对生活方式的选择，就是培养符合自己生活态度的生活情趣与生活方法。人老不能闲来无事，要有符合自己健康诉求的生活情趣与生活方法，这样才能让自己的内心世界始终有阳光，促进心理健康水平的不断增强。

▶ 养生要养体

老年朋友养体重要的是一个字——"动"，"动"字包括劳动和运动。任何劳动和运动，只要不是过量的，对身体健康都是有益的，这就要求人们勤于动，不要懒，动则促进气血周流，懒则气血流通缓慢。体育锻炼是一种锻炼，劳动也是一种锻炼，但不能过量，过量了就会积劳成疾。当然体育锻炼过量了对身体也会有害的。人体不断的活动，保证气血的运行畅通周流，才会有健康的身体。

最美不过夕阳红，每天都要好心情

老年朋友的心情好坏，实际上反映了一种生活状态，而老年朋友的生活状态，又像是心情的"晴雨表"。愉快的心情总能影响老年朋友的生活状态，使老年朋友精神振奋，内心世界充满阳光。相反，忧愁的心情则会使老年朋友精神萎靡不振，对生活的态度也会出现消极，从而影响心理健康。因此，从这个角度讲，是否拥有良好的心情，将会关系到老年朋友的健康与长寿。《东医宝鉴·内景篇》

（朝鲜古代药学史上的巨著）说："七情伤人，唯怒为甚，盖怒则肝木克脾土，脾伤则四脏俱伤矣。"《黄帝内经·素问》中则说："怒伤肝，悲胜恐。"所以，心情好是防止"伤心、伤肺、伤肝"的最有效的良药。

老年朋友如何才能有好心情呢？培养自己的生活情趣就是好心情的重要基础。科学、健康的生活情趣，一定会给老年朋友带来心灵的愉悦，能有效地促进心理活动的良性循环，心情也就自然而然地好了。

▶ 好心情，需要生活情趣的滋养

我们经常会听到老年朋友抱怨生活乏味、无聊。其实，这种抱怨是源于许多老年朋友在退休之后，又陷入了比工作时更加忙碌的家务事物之中。比如照顾老人、照顾孩子、买菜做饭等，使得这些老年朋友的生活节奏变成自己无法掌控的机械劳动。这种情况常常会使有些老年朋友的生活状态，情绪、身心健康的种种发生变化，形成由不得自己做主的窘迫。

那么如何脱离这种窘境呢？其实可以放慢自己的生活节奏，用心去寻找生活中那种本真的情趣。通过寻找与培养属于自己的生活情趣来滋养心情，使自己的生活方式、生活节奏，能够在自己的掌控之下。比如：每天坚持读书、练字、唱歌、跳广场舞，或者定期与老同事、老朋友一起骑行郊游等，都可以成为老年朋友的生活情趣中最佳选择。

在大家的生活中其实不缺乏情趣，只要老年朋友能有意识地让本属于老年朋友的生活节奏与空间慢下来，沉下来，用心去寻找适合自己的生活情趣，我们就一定会找到久违的生活情趣，并且让它不断滋润我们的心情，调整我们的生活状态，我们的生活一定会是充满阳光的。

▶ 科学健康的生活情趣，让我们天天好心情

科学健康的生活情趣，是高雅的、文明的、向上的，既符合社会道德和法律的要求，也体现出我们老年朋友对美好生活的追求、乐观的生活态度和健康心理的诉求。相反，低级与庸俗的情趣，是平庸鄙俗、不高尚的情趣，对老年朋友会产生不正确的生活态度，会使老年朋友偏移美好生活的向往，使精神颓废，心理偏执，从而影响老年朋友的身心健康。

科学健康的生活情趣，有益于人的身心健康，能促进老年朋友形成乐观自信、活泼开朗的健康心理，从而使老年朋友更加珍惜、更加热爱生活，使我们每天都能在自己所钟情的生活情趣中，享受生活的快乐与温馨，让我们天天拥有好心情。相反，如果一个老人整日生活在低级、庸俗的生活情趣中，那么他的生活一定是看不到阳光的，是灰暗的，心情自然也就会是阴沉的，没有喜悦的。

喜怒哀乐皆性情，有苦有乐真人生

人的性情，总是表现为本人个性（个体的）与社会（社会的、家庭的）共性两方面的结合。也就是说，不同时期的社会环境，或者家庭环境，都会对我们的性情产生影响，有时还决定着性情的表现。比如："文化大革命"对几代人产生的社会影响，使很多家庭和个人背负着难以忍受的苦难；而不少老年朋友中年丧妻、丧夫，孩子又生病或残疾，使很多人正处于人生宝贵的年龄阶段，不得不早早放弃事业而谋求生存的基本需要。但是，我们周围又有不少老年朋友，凭借着坚定的意志和信念，战胜了生活中的各种困难与磨难，不仅赢得了大家与社会的尊重，也使得自己的生活获得了好的收获。下面就给大家介绍几位不同生活境遇中老人的生活态度。

▶ 一位看淡人生悲喜的老人——秦怡

秦怡，有着辉煌的事业和坎坷的人生，这位耄耋之年的老人，曾当选"中国十大女杰"、当代中国"非凡女人"，曾获金鸡百花电影节"终身成就

奖",更被周恩来总理称为中国最美丽女性。她从艺70多年来,主演了《女篮五号》《青春之歌》《铁道游击队》等经典影片。丈夫早年去世,一个人照顾生病的孩子42年,而且,自己还患过肠癌,动过无数次手术。这种坎坷经历并没有压倒这位老党员,就像她所说的"人只要不是为了自己而活,死又有什么可怕呢?"

面对无情的生活对精神和肉体所造成的磨难,她依然保持着乐观向上的生活态度。早年住平房时不管多么忙,她都坚持饭后走2000步,还总结出一套理论:先500步可使肚子不胀,再500步则有助于肠胃消化,最后1000步是一种放松的锻炼。住进高楼后,她又因地制宜,摸索出一套"高楼立体锻炼法",具体讲就是先慢慢下楼,这比平地行走更有利于消化;再在户外有节奏地漫步2000步,活动腿部肌肉;最后健步返回居室。

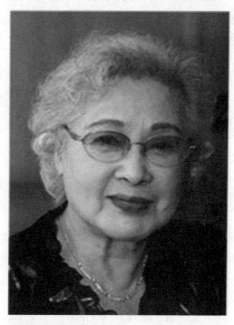

耄耋之年的艺术家秦怡,对待人生的态度一是精神上永远乐观;二是养成良好的卫生习惯

在秦怡看来,人的养生之道:一是精神上永远乐观;二是养成良好的卫生习惯。她说,一个人有四种年龄,即自然年龄、生理年龄、心理年龄和社会年龄。出生和生理年龄不可选择,但心理和社会年龄可塑性很大。人的年龄逐步增大,这是不可抗拒的,但人的精神状态不能因为年龄增大而松垮下来;体型也不注意保持了,衣服也拖沓起来,不仅会给人一种苍老的印象,而且自我感觉也会越来越苍老。

话说老年人科学锻炼与养生

▶ 名门之后——冯理达

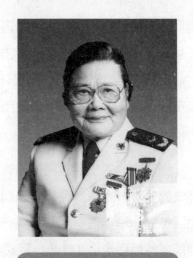

冯理达，是著名爱国将领冯玉祥和新中国第一任卫生部部长李德全的长女，毕业于美国加利福尼亚大学生物系，赴苏联留学并获医学副博士学位。曾任全国政协第八届常委和第七、九、十届委员，中国和平统一促进会常务理事，先后兼任全国中医学会副理事长、中国癌症研究基金会顾问、全军中医学会副会长、海军总医院副院长兼免疫研究中心主任等职。这位出身名门之后的医学专家，有着不被世人所了解的生活磨难。新婚的第二年父亲冯玉祥和妹妹逝世，自己和丈夫又在"文化大革命"中遭受非人的待遇。从1949年到1975年的26年里，她几乎每年都向党组织提出入党申请。"文革"期间，她被污蔑为"双料特务"，受到冲击和排挤，却从未动摇对党的执着信仰，年过半百，终了夙愿。她这种坚定、乐观、执着的人生态度，得到了社会的普遍赞誉。

当记者问起她的养生之道时，她说：每天都做保健操，并持之以恒。这套操很简单，就是每天按摩头、手、足，有空就做，此举可促进血液循环，是养生健康的一大关键。具体操作如下：双手握拳互相敲打；五指分开，用力交叉敲击；双手合十，用力拍打。甩手腕、压手指、指尖敲打手心等。她特别强调，要注意按摩脚部穴位，揉捏脚指，并敲打脚尖。

她还介绍了自己的几个养生秘方：每天用5分钟看松树，看时要用力盯着，

> 冯理达，著名爱国将领冯玉祥之女，著名免疫学专家。半个多世纪以来，她继承先辈遗志，不懈奋斗，历经磨难，矢志不渝，用爱党、爱国、爱军、爱民的实际行动，谱写了一曲一心追随党、一生热爱党、一贯忠于党、一切献给党的信仰之歌

而不是四处游离，漫不经心。看的距离在两米以内。她说，松树的电磁波对眼睛有益，能让眼睛明亮有神，看久了还会流眼泪，而眼泪有净化和排出污浊的作用。

▶ 平凡人物背后的不平凡事情——周莲卿

周莲卿，是生活在上海市静安区的一位百岁老人，这位看似平凡的老人，却有着不平凡的人生经历。

周老太，42 岁丧夫，独自一人艰难地养活一家 9 口人。后来，5 个子女又先她离去，可以说，中国传统文化中人生三大不幸，即幼年丧母、中年丧妻（夫）、晚年丧子，她都摊上了。但是，这位老人从不言苦，一生乐观豁达，平时极爱劳动，经常是抢着干一点儿家务，诸如洗袜子、洗手帕、剥毛豆等。后来生活条件好了，儿孙们念她年纪大了，不让她去做，她不高兴，并说："你们不是说生命在于运动吗？劳动也是运动呀，人不运动哪行啊。"儿孙们听她说得有理，也就适当地让她做一些轻微的劳动。这一下，她又高兴了，说道："洗手帕、剥毛豆可以锻炼手指的灵活，我 100 岁了，再不锻炼，这一双手可就没用了呀。"周老太对待人生的积极态度，让谁也想不到她曾经的坎坷与磨难。

古今名人生活情趣与养生观

"文明其精神，野蛮其体魄"——毛泽东

毛泽东不仅是伟大的无产阶级革命家、战略家、理论家和马克思主义中国化的伟大开拓者，也是伟大的民族英雄。同时，他还用自己的一生诠释了人的健康与体育文化的精髓。他有一段我们十分熟悉的名言："世间一切事物中，人是第一个可宝贵的。在共产党领导下，只要有了人，什么

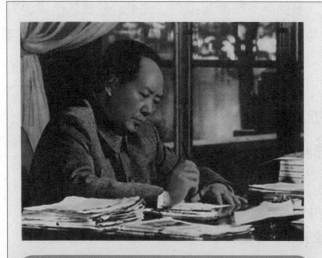

毛泽东，马克思列宁主义者，中国无产阶级革命家、政治家、军事家，中国共产党、中国人民解放军、中华人民共和国的主要缔造者和领袖，毛泽东思想的主要创立者。也是一位诗人，书法家

人间奇迹都可以创造出来。"可见，他对人的认识是很深刻的。早在青年时期，他就提示人们最易忘记的一个重要前提，即支撑智识、躬行道德的载体是人的身体，是人的体力。他的原话是"体者，载知识之车而寓道德之舍也""无体，无德智也"。早在1917年4月，他就以"二十八画生"署名，在当时由陈独秀创办的《新青年》

上，发表了著名的《体育之研究》，这是近代史上不可多得的一份体育文化珍宝，也是迄今为止发现的他公开发表的最早的文章。

《体育之研究》是青年毛泽东倡导体育并坚持体育锻炼的宝贵经验总结和思想精华。毛泽东在《体育之研究》中诠释了体育的真义，即体育是"养生之道也"，是"人类自其生之道，使身体平均发达，而有规则次序之可言者"。对于《体育之研究》中的理论认识，毛泽东认为："此事不重言谈，实在重行，苟能实行，得一道半法已足。"可以说，体育的健身娱乐的功效，是启动毛泽东体育实践的源泉。

▶ "强筋骨，增知识，调感情，强意志"——毛泽东体育思想的基本内容

毛泽东认为，体育锻炼有四个方面的功效，只要坚持体育锻炼就可以起到这些功效。

强筋骨	增知识	调感情	强意志
即"勤体育则强筋骨，强筋骨则体质可变，弱可以转强。"体育锻炼的基本功能是强壮筋骨，唯有筋骨之强壮，体质才能得到增强，体质弱也可以得到改变。	即"欲文明其精神，先自野蛮其体魄；苟野蛮其体魄矣，则文明之精神随之。"精神是灵魂，身体是物质。要想提高自己的文明修养，就必须有强壮的身体物质基础。没有身体的物质基础，精神也就无法体现。	即"理性出于心，心存乎体。""罢弱之人往往为感情所役，而无力以自拔。""故身体健全，感情斯正。"	即"意志也者，固人生事业之先驱也。""体育之大效盖尤在此矣。""夫体育之主旨，武勇也。武勇之目，若猛烈，若不畏，若敢为，若耐久，皆意志之事。"

毛泽东对体育文化的认识，充分体现了中国文化的特色，讲究身与心的和谐健康，增强人的精气神。

▶ "自觉，有恒，有趣"——毛泽东体育思想的基本要求

毛泽东认为，体育锻炼要"自觉""有恒""有趣"，对体育锻炼的基本要求给予了高度的概括与总结。

话说老年人科学锻炼与养生

❶ 体育锻炼须自觉自愿 即"坚实在于锻炼，锻炼在于自觉"

锻炼是强身之本，只有坚持锻炼，才能使肌肉结实。对个人来说，体魄强健，可以延年益寿；对国家民族大局而言，则可以达到富国强民之目的。但是，"欲图体育之有效，非动其主观，促其对于体育之自觉不可。""苟自之不振，虽使外的客观的尽善尽美，亦犹之乎不能受意也，故讲体育必自自动始。"

❷ 有恒才能达到体育之功效

即"凡事皆宜有恒，运动亦然"。这是一种终身体育锻炼的思想，毛泽东正是这一思想的忠实践行者，在他的一生中从没有间断过体育活动，并有一些经常锻炼的项目，如游泳、爬山等。这使得毛泽东锻炼出结实健壮的体魄，精力充沛地为中国革命和建设事业做出了巨大的无与伦比的贡献，包括为新中国体育做的奠基性贡献。

❸ 有趣才能让体育有吸引力

即"兴味者运动之始，快乐者运动之终；兴味生于进行，快乐生于结果。"有锻炼的兴趣，才能在锻炼中获得良好的体验，才能产生快乐。毛泽东把体育作为一门科学来认识，他认为"凡科学皆宜引起多方之兴味，而于运动尤然"。而要对体育锻炼产生兴趣，"夫内断于心，百体从令"，进而使"运动之观念相连而不绝……运动既久，成效大著，发生自己价值之念。以之为学则胜任愉快，以之修德则日起有功，心中无限快乐……"意思是说：兴趣是体育的源泉，也是培养体育锻炼意识的关键，有了体育锻炼的意识，就会心中充满对体育锻炼的愉悦。

"三起三落"——邓小平

邓小平同志是伟大的无产阶级革命家、政治家、军事家、外交家，中华人民共和国开国元勋之一，中国共产党第二代领导核心，同时也是中国人民解放军、中华人民共和国的主要领导人之一。他一生因政治生涯中著名的"三落三起"，被西方媒体称为"打不倒的小个子"。

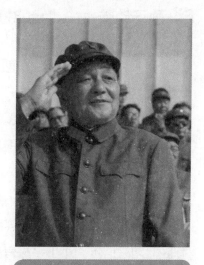

早在 1979 年 1 月，邓小平曾幽默地对别人讲："如果对政治上东山再起的人设立奥林匹克奖的话，我很有资格获得该奖的金牌。"的确，无论是在中国，还是在世界的政治舞台上，像邓小平这样"三起三落"的传奇经历是极为罕见的。后来在接见外宾时，外宾问他"最痛苦的是什么"时，他说："我一生最痛苦的当然是'文化大革命'的时候，其实即使在那个处境，也总相信问题是能够解决的。"也就是这种乐观的人生态度，奠定了邓小平的健康思想与养生之道。

邓小平，马克思列宁主义者，中国无产阶级革命家、政治家、军事家、外交家，中国共产党、中国人民解放军、中华人民共和国的主要领导人之一

邓小平的健康思想与养生之道，归纳起来就是"乐观豁达、勤于动脑、坚持锻炼、合理膳食、家庭和谐"。

▶ 乐观豁达——"天塌下来，我也不怕，因为有高个子顶着"

1984 年 10 月 11 日，邓小平在接见时任联邦德国总理科尔时，科尔请教邓小平的"长寿秘诀"，邓小平说："我一向乐观，天塌下来，我也不怕，因为有高个子顶着。"众所周知，邓小平在中国政坛三起三落，历经磨难，

家庭成员也屡遭不幸，但他在逆境中从不怨天尤人，始终保持乐观的心态。所以，乐观豁达，是邓小平健康身体的思想基础。

▶ 勤于动脑——"我能打桥牌，证明我的脑筋还清楚"

20世纪80年代中期，美国电视记者华莱士问邓小平每天工作多长时间，他回答："两小时。""我的工作方法是尽量少做工作。""其他时间用来读书、运动和休息，还要和孩子们在一起。"邓小平办事效率很高，一般在上午10点左右就将重要文件处理完毕。之后，如没有会议或外事活动，就坐在沙发上看看书报、打打桥牌，活跃活跃脑子。他曾自豪地说："我用桥牌来训练脑筋……我能打桥牌，证明我的脑筋还清楚。"邓小平夏季在海滨游泳，一次可连续一个多小时。有时遇上风浪，仍继续前进，胜似闲庭信步。邓小平深有感触地说：游泳后，我的腿劲明显增强了。

▶ 坚持锻炼——"我能游泳，特别是喜欢在大海中游泳"

从青年时代起，邓小平就养成了坚持健身的好习惯。他虽然日理万机，但总是忙里偷闲进行锻炼。他的爱好很广泛，游泳、洗冷水澡、登山、散步、足球都是他所喜爱的。

"我能游泳，特别是喜欢在大海中游泳。"除此之外，邓小平还有一项使自己很自豪的健身锻炼方法，就是冷水浴。邓小平在接见新西兰总理朗伊时说："我十年来没得过一次感冒，原因之一是每天早晨都用冷水洗澡"。冷水浴以冷水冲身，可提高身体对寒冷刺激的适应能力，有利于预防感冒、支气管炎。邓小平还经常抽出时间，在自家的院子里散步。雪雨天不方便，他就在走廊里来回走动。他对待散步像对待工作一样认真，不偷懒，不取巧。

▶ 合理膳食——"早餐 8 点半，午餐 12 点，晚餐 6 点半"

邓小平的饮食习惯很有规律。早餐 8 点半，午餐 12 点，晚餐 6 点半，几十年不变。他早餐爱吃鸡蛋、馒头、稀饭、泡菜；午餐和晚餐常是两菜一汤。邓小平爱喝绿茶，他杯子里的茶叶放得很多，待全泡开，要占杯子的三分之二。他还喜欢喝米酒，饮酒前，先吃些菜肴，避免酒对胃黏膜的刺激。大家都知道，在邓小平的生活习惯中，有一项几十年的不良嗜好——吸烟，但后来在医务人员的建议下，在 1989 年彻底戒掉了。

▶ 家庭和谐——"尽享天伦之乐"

邓小平和与夫人卓琳，相伴走过了 58 个风云多变的春夏秋冬。夫妻恩爱，携手白头，心心相印，患难与共。邓小平向来重视天伦之乐，喜欢和家人在一起。他十分疼爱儿孙，常和他们一道说笑谈天。逆境时如此，顺境也如此。家庭的温暖，是帮助邓小平从容应对政治逆境的一个重要因素，也是他长寿的秘诀之一。

我国传统养生学主要包括精神养生、饮食养生、运动养生、药物养生四大类，前三种养生方法被邓小平同志科学地运用在日常生活中。在谈起邓小平的养身之道时，其长子邓朴方 1992 年初在回答记者的提问时，曾说过下面一番话："爸爸有两个养生之道：一是生性豁达，性格开朗，即使是在最困难的时候他也很少愁眉苦脸。他较善于控制自己的感情，在喜怒哀乐面前情绪不会大起大落。二是爸爸喜爱体育，年轻时经常上场露两手，年纪大了还打打网球。爱看女排，大的足球赛也很热衷。他对足球不仅看热闹，而且还懂门道。中国足球要从娃娃抓起，就是他最著名的足球理论。"

老年朋友生活情趣与科学养生"快乐说"

结尾的话

　　生活情趣，虽说是人的一种思想追求与精神体现，但也是老年朋友科学、健康生活方式的重要内涵。老年朋友健康的晚年生活，虽说体育锻炼可以增进身体健康，改善体质健康水平，但是，还需要在科学、健康生活方式的配合下，才能更好地发挥体育锻炼的功效。所以，老年朋友的生活情趣与养生，不仅是日常生活中平平淡淡的一些生活习惯，更是我们老年朋友身心健康不可缺少的精神食粮，是老年朋友追求美好生活的价值体现。

诗云

夕阳无限好，风光胜南山。
年少生活趣，转眼耄耋年。
风筝手中线，有梦望长天。
挥鞭风做声，陀螺飞自旋。
放歌向未来，才有勤奋篇。
三十功名碌，风吹叶落间。
锻炼健身体，精神莫等闲。
琴棋雅士居，泼墨润无边。
乐舞有去处，摄影来日还。
人人有趣向，乐活驻心田。

再说几句

2017 年 4 月 1 日，正值毛泽东发表《体育之研究》一百周年，再次学习毛泽东的《体育之研究》，更是感慨万分。

毛泽东之所以能对体育有如此深刻的解读，是体育的健身娱乐之效成为毛泽东体育实践的认识源泉。幼年时的毛泽东可谓是体弱多病，这让生性好动的毛泽东十分痛苦，而真正痛苦与刻骨铭心的，则是大病夺去了他两个哥哥年轻的生命。也正是由此，毛泽东逐渐懂得了锻炼身体的重要性，并开始有意识地进行游泳和爬山等体育活动。后来，他在长沙读书时，以极大的毅力坚持进行并积极倡导周围的同学一起进行"冷水浴""日光浴"等户外体育锻炼，他还时常与同学去湘江游泳。这些体育锻炼改变了他的体质健康状况，也为日后中国革命的成功奠定了强健的身体基础。毛泽东在《体育之研究》中诠释了体育的真义，即体育是"养生之道也"，是"人类自养其生之道，使身体平均发达，而有规则次序之可言者也。""故夫体育非他，养乎吾生、乐乎吾心而已。"概括起来就是增强人的体质，完善人的身心健康。体育不仅为他在艰苦岁月中探索中国革命的成功之路，奠定了身体健康的物质基础，也使他为此受益一生。"文明其精神，野蛮其体魄"，彰显了他倡导体育精神的核心价值趋向。

也许，《话说老年人科学锻炼与养生》并不能解决老年朋友们的体育锻炼与科学养生的所有问题，但求能对老年朋友体育锻炼和科学养生意识的建立有所帮助。就像毛泽东早年对锻炼身体重要性的认识过程一样，通过具体实践逐渐建立起终身体育锻炼的行为意识。为此，借助于《话说老年人科学锻炼与养生》书稿付梓之际，倡导老年朋友们以建立体育锻炼与科学养生的生活意识为引领；以参加体育锻炼为手段；以培养科学、健康的生活情趣为内涵，以追求健康的体魄、平和的心态为目的，让我们的夕阳生活更加丰富多彩。

参考文献

[1] 赵雅丽.老人不生病的生活方式[M].哈尔滨：黑龙江科学技术出版社，2012.

[2] 齐立强.做自己心理医生中老年养生智慧大全[M].天津：天津科学技术出版社，2012.

[3] 张广德.中老年人常见病养生运动处方[J].北京：高等教育出版社，2013.

[4] 刘明.中老年人营养指南[M].北京：中国医学科技出版社，2013.

[5] 林耿明.中老年人运动指南[M].北京：中国医学科技出版社，2013.

[6] 李慧玲，俞红.廿四节气健康养老指导手册[M].苏州：苏州大学出版社，2016.

[7] 鲍勃·安德森[美].拉伸[M].北京:北京科学技术出版社,2010.

[8] 杨则宜.健康老年运动营养指南[M].北京：人民体育出版社，2010.

[9] 郑集.最好的医生是养生 —— 111岁养生大师谈抗衰老[M].南京:江苏教育出版社，2010.

图书在版编目（CIP）数据

话说老年人科学锻炼与养生 / 中国老年人体育协会编. –北京：
人民体育出版社，2018
（老年人科学健身指导丛书）
ISBN 978–7–5009–5194–0

Ⅰ．①话… Ⅱ．①中… Ⅲ．①老年人–体育锻炼–基本知识
②老年人–养生（中医）–基本知识 Ⅳ.①R161.7

中国版本图书馆 CIP 数据核字（2017）第 165321 号

*

人 民 体 育 出 版 社 出 版 发 行
中 国 铁 道 出 版 社 印 刷 厂 印 刷
新 华 书 店 经 销

*

787×1092　16 开本　16.25 印张　240 千字
2018 年 12 月第 1 版　2018 年 12 月第 1 次印刷
印数：1—3,000 册

*

ISBN 978–7–5009–5194–0
定价：60.00 元

社址：北京市东城区体育馆路 8 号（天坛公园东门）
电话：67151482（发行部）　　邮编：100061
传真：67151483　　　　　　　邮购：67118491
网址：www.sportspublish.cn
（购买本社图书，如遇有缺损页可与发行部联系）